Recovery and Wellness
Models of Hope and Empowerment for People with Mental Illness

リカバリー
希望をもたらすエンパワーメントモデル

カタナ・ブラウン●編　**坂本明子**●監訳

金剛出版

RECOVERY AND WELLNESS edited by Catana Brown
Copyright © 2001 by The Haworth Press
All Rights Reserved. Authorized translation from English language edition published by Routledge, part of Taylor & Francis Group LLC
Japanese translation published by arrangement with Taylor & Francis Group LLC through The English Agency (Japan) Ltd.

序

　この本では，示唆に富む実録，実践的知識，展望を示すつもりである。リカバリーモデルはコンシューマ運動から台頭してきた。この本で詳細に述べられるように，リカバリーモデルは，自分の人生の主導権を持ち，自分自身のユニークさを認め，価値あるものとし，コミュニティに属し，参加し，そして希望と夢を創造し，実現していく，その過程なのである。リカバリーの哲学と実践は，多くの理由から，サービス提供者を悩ませるかもしれない。たとえば，管理する立場でサービスを運営していた人であれば，その管理を手放すのは難しいかもしれない。サービス提供者は，自分たちが提供する訓練や専門的助言はもはや価値がないと感じるかもしれない。さらには，サービス提供者は，過酷なシステムの中で，関与していくことに折り合いをつけるのが難しくなるかもしれない。一方で，この本で立証されているように，作業療法士のようなサービス提供者がリカバリーモデルのアプローチを試みたときには，治療過程のみならず，治療者とサービス利用者との信頼関係にひらめきを与え，高めていく経験ができている。

　第1部は，リカバリーをしている人々の声である。このトピックの編者として，私は精神疾患と共に生きる経験に基づく概念，信念，実践を紹介するのは何かおこがましい感じがする。それゆえ，リカバリーをしている人々自身の声は，この本において特別に重要である。パトリシア・ディーガン Pat Deegan はナショナルエンパワーメント・センターの創立者であり，リカバリーの第一人者である。統合失調症からのリカバリーという彼女の経験を彼女自身の視点と言葉で述べている。彼女はまた，サービス提供者がリカバリーをい

かにして支援できるかについて示唆している。もうひとり，シェリー・ブレッドソー Cherie Bledsoe は，サービス利用者兼サービス提供者である自分の経験を述べている。彼女の論文は，メンタルヘルスセンターでのピアスタッフとしての挑戦と成功についての概略を述べている。第 1 部の最後は，精神疾患を持ちながら成長すること，作業療法士になること，そしてリカバリーの意義と発見に関するスーザン・マック Susan Mack の記述である。

第 2 部は，哲学的観点から書かれた二つの論文からなる。ユーリ・マクグルーダー Juli McGruder は精神疾患の医学化にそもそも内在する問題について論じている。彼女は精神疾患を生物学的疾患として呈示することでスティグマを軽減できるとする効果とは異なる，興味深い議論を述べている。ルネ・パディーヤ René Padilla は，作業療法における心理教育について，三つのアプローチを等しく述べ，挑発している。彼は，学生と一緒に学ぶ教師のモデルとして，解放主義者的(リベレーショニスト)アプローチに賛同している。

この本の最後，第 3 部では，リカバリーの原則の活用に焦点を当てた四つの章を載せている。ジェイソン・ウォーレンバーグ Jason Wollenberg はリカバリー概念に基づいた作業療法の過程について概観している。リカバリーは，紹介から治療終了まで，サービスを提供する方法に影響を及ぼしていることがわかる。私の論文もここに含まれる。かなり具体的で応用的な部分ではあるが，感覚過程と選好(プリフェレンス)の理解，およびそれをサポートするための環境デザインについて書いた。メアリー・エレン・コープランド Mary Ellen Copeland は，彼女の WRAP，元気回復行動プランについて紹介している。このプランは日常生活を元気に送る方法や対処をまとめる仕組みであり，今では多くの慢性的疾患をもつ人々に使われている。最後は，調査について。メリッサ・レンプファー Melisa Rempfer とジル・ノット Jill Knott は，調査者とサービス利用者のパートナーシップに基づくモデルとして，参加型アクションリサーチを紹介している。精神障害に関連する調査におけるこのアプローチの事例や恩恵につ

いて，具体的活用方法を提供している。

　作業療法士が，この本を読んで，関心を持ち，刺激となるものを見つけること，そして見つけたアイデアや活用方法が実践を変えてくれることを願っている。作業療法士に本来備わっている楽観性は，リカバリーと矛盾するものでないことは明らかである。さあ，それではリカバリーの希望と夢を共にわかちあいましょう。

＊

謝　辞

　最初に，この本の全ての寄稿者に感謝申し上げます。彼らは素晴らしいものを作ってくれました。このプロジェクトを共にする機会を持てたメアリー・ドナヒューに感謝します。

　リカバリーの何たるかを身をもって私に教えてくださったワイアンドットセンターのスタッフや利用者に感謝いたします。最後に，書き，語り，生き，そしてリカバリーの体験に乗り出した全ての人々に感謝申し上げます。

カタナ・ブラウン
Catana Brown, PhD, OTR, FAOTA

編者について

カタナ・ブラウン　CATANA BROWN, PHD, OTR, FAOTA

　コロラド州立大学で作業療法において BS を取得，ニューヨーク大学で作業療法において MA を取得，カンザス大学で教育心理学研究において PhD を取得．
　カンザス大学メディカルセンターの准教授である．
　ブラウンの主な研究と実践の関心は，精神障害を持つ人々が地域生活の質を高めることである．エドナ・ハメラとメリッサ・レンプファーと共に，ブラウンは，自立生活の活動に関わっている精神疾患を持つ人々のために，人−環境の相互作用の影響について検証する研究計画を考案している．ブラウンは，ウィニー・ダンと共同で選好(プリフェレンス)過程における感覚の測定方法を用いて成人の感覚プロファイルを作成している．成人の感覚プロファイルは，サポートする環境，成功を妨げる環境，生活の満足度にかかわる環境について，個人が認識を深めるために情報を提供するものである．ブラウンは，エンパワーメント，希望，そして成功と満足した生活というアウトカムに焦点をあてること，最も重要なのはサービス利用者の展望に立つこと，そして自分たちの実践を未来に向けて構想する挑戦こそが，ウェルネスとリカバリーの原則であると明言する．

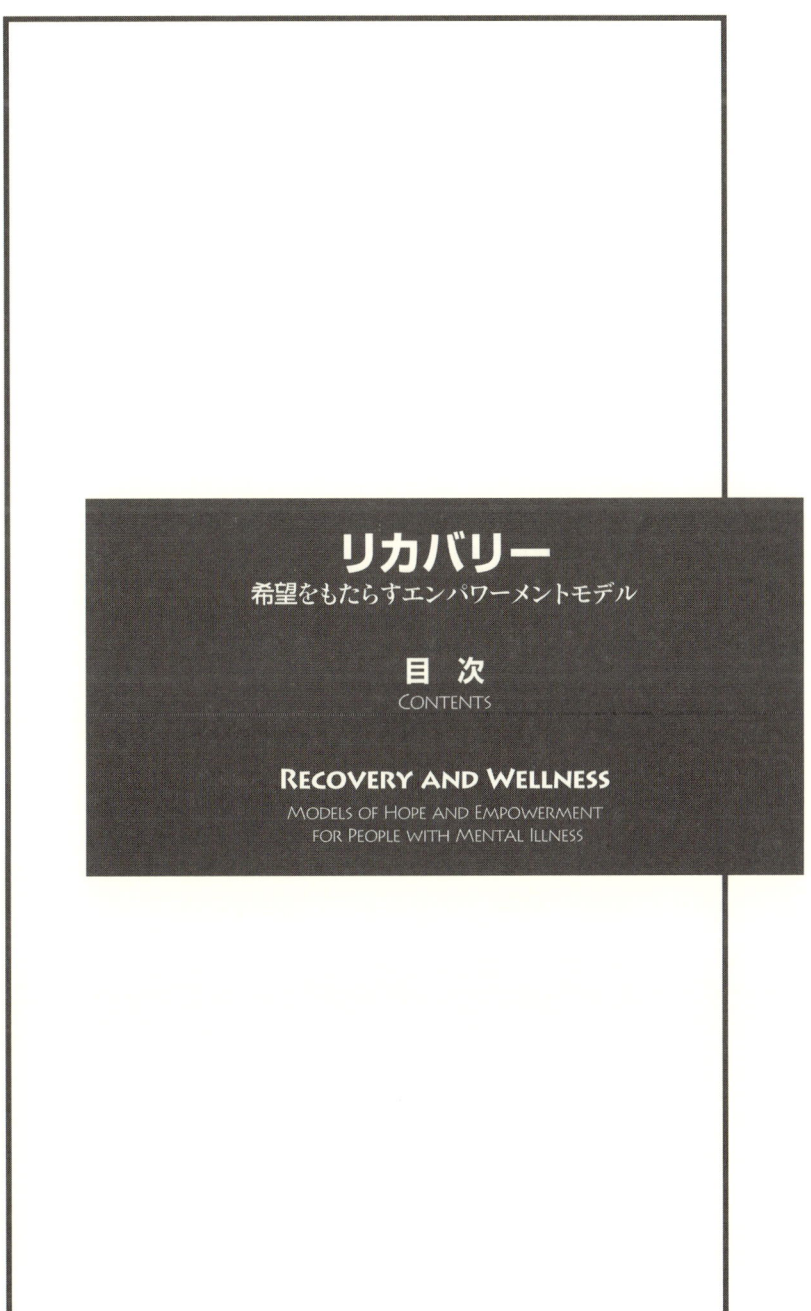

リカバリー
希望をもたらすエンパワーメントモデル

目 次
CONTENTS

RECOVERY AND WELLNESS
MODELS OF HOPE AND EMPOWERMENT
FOR PEOPLE WITH MENTAL ILLNESS

序 003
謝辞 005
編者について 006

第1部
リカバリー・ストーリー
CONSUMER SURVIVOR PERSPECTIVE 011

第1章　自分で決める回復と変化の過程としてのリカバリー
　　　　▶パトリシア・E・ディーガン 013

「あなたは間違っています」…019，私の夢…020，コーラとタバコ症候群…021，リカバリー計画…022，寛容な環境…024，不快感に耐える…025，自己対処法…026，内なるスティグマを乗り越える…026，変化の過程としてのリカバリー…028，復元の語り(ナラティブ)…029，変化の過程…030，リカバリーの実証的証拠…032

第2章　ユニークなまなざしとチャンスの数々
　　　　──ピアスタッフの視点から
　　　　▶シェリー・ブレッドソー 034

私のストーリー…036，別の扉を通って…038，学んだこと…040，改革と新たなリスク…041，可能性への閃き，背中のひと押し，そしてでこぼこ道を進む…042，ピアスタッフが変化をもたらす…045，新たな一歩…045，チャレンジ…046，発見…050，リカバリーストーリー…054，サポート…057，最近の流れ…058，私がここにいるわけ…061，謝辞…063

第3章　虹が語り，太陽をつかむ場所
　　　　──本当の私の色(トゥルー・カラーズ)を見つけだす
　　　　▶シュゼット(スーザン)・マーク 064

第2部
リカバリーに対する哲学的視点
PHILOSOPHICAL PERSPECTIVE 087

第4章 人生の経験は病ではない
――狂気を医療の対象とすることがなぜリカバリーを妨げるのか
▶ユーリ・マクグルーダー 089

証(あかし)…090, 社会における「症状」の意味とモラル観…092, 精神科医療に対する社会的,政治的,文化的影響…100, 精神病的体験の肯定的側面…106, 結論…112

第5章 教育アプローチと作業療法における心理教育
▶ルネ・パディーヤ 117

序章…118, 基本原則―人間の作業的要素…119,「教えること」,そして作業療法哲学へのアプローチ…121, 結論…130

第3部
リカバリー原則に基づいた実践と研究
APPLICATION OF RECOVERY PRINCIPLES 135

第6章 地域精神保健領域におけるリカバリーと作業療法
▶ジェイソン・L・ウォーレンバーグ 137

背景…138, リカバリーにおけるパートナーシップ…138, 目的…142, 事例―カレン…154, 結語…159

第7章 何が私にとって最良の環境か?
――感覚処理の視点
▶カタナ・ブラウン 160

序論…161, リカバリー…161, ダンの感覚処理モデル…163, 成人用感覚プロファイル…166, 感覚処理と精神障害を持つ人々…167, 行動計画…170, 結語…172

第8章　WRAP 元気回復行動プラン
―― 不快でつらい身体症状と感情をモニターし，やわらげ，取り除く仕組み
▶メアリー・エレン・コープランド 174

概要…176，では，はじめましょう…178，ステップ 1 元気の道具箱を作る…178，ステップ 2 日常管理のリスト…180，ステップ 3 引き金…183，ステップ 4 注意サイン…185，ステップ 5 調子が悪くなっているとき…187，ステップ 6 クライシスプラン…190，WRAP の使い方…199，他の人が WRAP プラン作りを手伝うことについて…200

第9章　参加型アクションリサーチ
―― 精神保健領域の研究者と精神障害を有する人との間のパートナーシップを構築するモデル
▶メリッサ・レンプファー／ジル・ノット 206

精神保健領域における参加型アクションリサーチの適用…209，精神保健領域における参加型アクションリサーチの課題…211，参加型アクションリサーチとリカバリーの共通の理想…214，参加型アクションリサーチの実践例―技能訓練プロジェクト…216，今後の方向性…222

監訳者あとがき 225
索引 228

第1部 リカバリー・ストーリー
CONSUMER SURVIVOR PERSPECTIVE

第1章
自分で決める
回復と変化の過程としての
リカバリー

▶パトリシア・E・ディーガン
PATRICIA E. DEEGAN, PH.D

要 約 SUMMARY

この論文は，統合失調症からリカバリーしている人の記録です。ただ単に安定すること，元に戻すことに異論を唱えると同時に，変化の過程としてのリカバリーを描き出します。リカバリー過程の「自分で方向性を決めていく」という本質を強調し，専門職がリカバリーをサポートできる方法について提案しています。

キーワード KEYWORD

リカバリー，統合失調症，セルフヘルプ，対処，希望

▶パトリシア・E・ディーガンは，ボストン大学ヒューマンリジリエンス研究所の共同創立者であり，元患者調査のためのヨシュア・ツリー・センターの専務理事である。

リカバリーはしばしば，安定した基準値や発病前の機能レベルに戻ることのように，保守的に定義されます。しかし，私を含めた多くの人々が，古い自分から次第に解き放たれ，新たな自分が姿を現すという変化の過程としてのリカバリーを体験し始めました。

　この論文では，自分で決める癒しと変化の過程としてのリカバリーを私の個人的体験から分かち合うとともに，専門職がどのようにリカバリーの過程をサポートできるかについて，いくつか提案したいと思います。

　私が，最終的に精神病とレッテルを貼られることになる厳しい精神的苦痛を経験し始めたのは17歳，高校生の時でした。イラスト1は，統合失調症と診断される前，自分をどのように見ていたか，他の人が私をどう見ていたかを表しています。

　この象徴的な花の第一印象は，完全でまとまりがあることです。これは，精神病と診断される前の，自分自身への理解と，他の人に

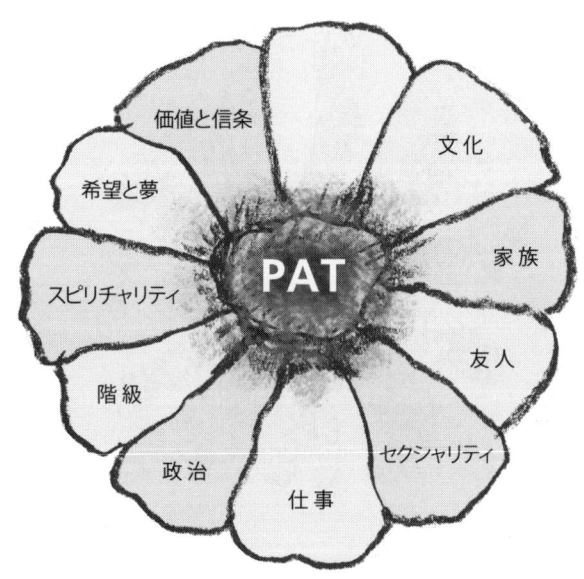

イラスト1
病前の他者の私への認識と私自身の理解（PATは著者の愛称）

よる私の認識とが，基本的に一致しているという事実を表しています。さらに，花びらの一つひとつは，私が何者かについてのそれぞれの見方を表しています。私は，労働者階級アイルランド系カトリックの大家族の一番上の子どもでした。

　友人，労働者，学生という社会的な役割，スピリチャリティ，価値，信条，文化，家族，それから社会・経済的階級。全て17歳のユニークな私を形作るものをまとめたものです。

　何も書かれていない一枚の花びらに気がつきます。この何も書いていない花びらは，私の人生が未来に向かって開かれているというアイデアを象徴しています。その未来はまだ，はかり知れなくて，あいまいなものでした。私が，希望，夢，そして憧れに夢中になれたのは，まさに将来がはかり知れなかったからです。言い換えれば，希望は開かれていて，まだ漠然としていて，はかり知れない未来に関連して生まれるということです。

　10代のころ，私の夢は，女性の運動競技チームのコーチになることでした。

　私は才能のあるスポーツ選手で，代表チームで競争し続けるのに忙しく，ぎりぎり進級できる程度しか勉強しませんでした。17歳のあの時，私がいつか臨床心理学の博士号を持ち，この本のこの章を書いているだろうなんて想像もしませんでした！

　ユニークで前途有望な若者である私のイメージは，17年目の冬を境に，粉々に壊れ始めます。今でも，私は，経験し始めた精神的苦痛のいくつかを鮮明に思い出すことができます。たとえば，バスケットボールの練習では，ボールを捕ることが次第に難しくなりました。私の奥行知覚と協調運動はおかしくなり，きちんと機能していないようでした。ボールを捕るというよりも，パスを頭にぶつけている自分に気づきました。まわりの物もとても異様に見えはじめました。カウンターや椅子，テーブルは威嚇的で，不吉な外観を持っていました。全てが鋭く，角張り，ぎょっとさせる配列で騒然としていました。物が実用的な価値を持っているという意識は私から

消えました。たとえば，テーブルはもう物を置く何かではありませんでした。かわりにテーブルは，脅すように私を指差す直角の物体となりました。

　同様に，人が私に話しかけている時にも，私の知覚と理解は変わってしまいました。言葉が理解しづらくなりました。徐々に，私は人々が言っていることがまったく理解できなくなりました。言葉に集中するかわりに，私は口の機械的な動き方に，そしてその歯がドライバーに取って代わるさまに集中していました。人々が彼ら自身について語っていることも本当かどうか信じることが困難になっていきました。私が最も覚えているのは，何日も眠らず，異常な恐れを抱え，私は殺される，自分を守らなければならないというひどい信念を持っていたことです。

　結局，周囲の大人は，私が「気が狂った」と決めたのです。そして私は気がつくと病院のエレベーターの中で，白い制服を着た二人に護衛されていました。精神科病院で，私は統合失調症と診断されました。イラスト2は，私がかつて診断を受けたとき，周囲の人が見ていた自分を表しています。

　診断される前には，私はひとりの人として見られていたのに対し，診断後には，あたかも専門家たちが歪んだめがねをかけていて，それが私を根本的に病気で，壊れているもののように見せているかのようでした。ぎざぎざの線は，私が見られていた歪んだレンズを表しています。私の言動は全て精神病理学のレンズを通して解釈されたようでした。たとえば子どものころ，私の祖母は，私に何かやりたくてうずうずしているねとよく言ったものでした。それは今，精神科の病院では動揺していることになります。子どものころから，私はもともと大泣きする子ではなかったけれども，診断の後には，感情が鈍磨していると言われました。私はいつも静かで，内気で，内省的だったのです。それが今や，防衛的で，疑い深く，「自閉的」です。私がこれらの病理学的な解釈に抗議したならば，病識を欠いていることになり，それはさらに私が統合失調症患者である

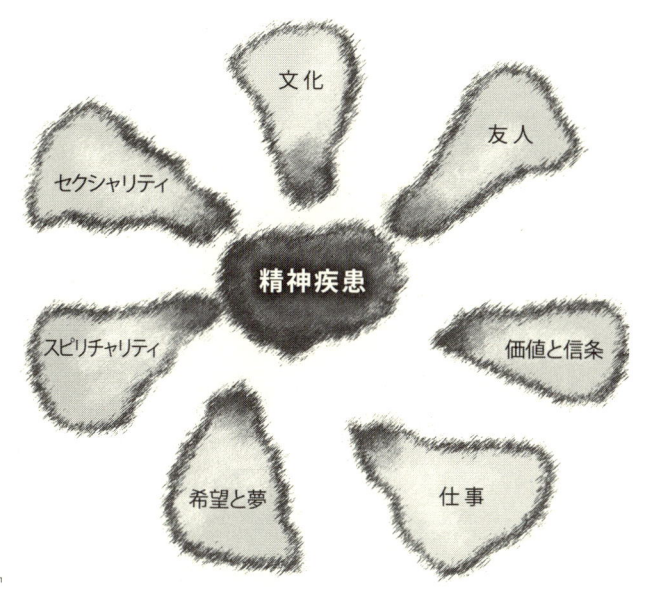

イラスト2
精神疾患と診断された後の周囲の私の見方

証拠になるのです！ 典型的なダブルバインドです。

　最初のイラストでは，私に対する自分の見方と他者の見方は一致していました。しかし診断後は，一致しなくなったことにも気づいてください。私はひどい苦痛を感じていましたが，心の奥底では，まだパットである私自身を感じていました。しかし専門家は，そして次第に私の家族と友人も，私を忘れているようでした。今では「統合失調症患者」に最も関心を持っているようでした。中央に，私の名前に代わって，診断が書かれていることがその表われです。

　診断後，周囲の私への見方は，精神疾患が最高の地位にあります。私自身のスピリチャリティ，文化，セクシャリティ，職歴，そして価値と信念など，私のユニークさは二の次であったという事実——おざなりであったとさえいえるかもしれません。これは折れたり，すっかりなくなっている花びらによって表わされています。精神科医，ソーシャルワーカー，看護師，心理学者，作業療法士にとって

最も重要なことは，私が統合失調症患者で・あ・る・ことでした。私の傍で仕事をしている彼らの目線では，私のアイデンティティは病気に化してしまいました。私がこの烙印と私自身から人間性を奪う見方を内在化し始めるのは，時間の問題でした。

　人間性を奪うことは暴力行為です。そして人々を病気として扱うことは人間性を奪うことです。誰であっても，このような状況では打ち負かされてしまうのです。人は，特にとても傷つきやすいと感じている人は，専門家が彼らに話すことを内在化します。人は，専門家が話すことを学びます。「私は，統合失調症です」「私は双極性障害です」「私は境界性パーソナリティ障害です」……。しかしこのような人間性の降伏を嘆くかわりに，ほとんどの専門家は「病識」としてこれらの決まり切った発言を賞賛します。もちろん，人を病気とみなしてしてしまうことの最大の危険は，リカバリーの支援をする人が誰もいなくなることです。専門家が統合失調症，境界性パーソナリティ障害，双極性障害……だけを見ているのであれば，個人のしなやかなストレングスや才能は無視されて，DSM-IVの神に捧げられてしまいます。

　何も書いていない花びらがイラスト2からなくなっていることに気づいてください。これは，診断によって，専門家が有意義な未来を持てたであろう私の望みを失わせたという事実を象徴しています。イラスト1で，何も書いていない花びらが，私の希望，夢，そして憧れを投影した，未知でまだなにが起こるかわからない未来をどのように象徴していたかを思い出してください。一旦統合失調症と診断されると，専門家は私の将来と私の運命が封印されたかのように振る舞いました。私は，あの日私に起こったことを思い出します。私は精神科医に，私の診断が何であったかを尋ねました。彼は机の向こう側から私を見て言いました。「ディーガンさん，あなたは統合失調症と呼ばれる病気にかかっています。統合失調症は糖尿病のような病気です。ちょうど，糖尿病患者が一生薬を飲む必要があるように，あなたは一生薬を飲む必要があるでしょう。あなたが

このハーフウェイハウス[訳註1]に入所すれば，症状に対処できるようになると思いますよ」

「あなたは間違っています」

「症状への対処」は，間違いなくティーンエイジャーが金曜日の夜にしたいことではありません！　対処で過ごす人生という考えは，少しも私を元気にはしませんでした。彼の言葉を聞いた時，トラックがぶつかってきたような衝撃を感じたことを覚えています。そして，戦おうと思いました。私は本能的に，逆境に打ち勝っている人を見つけ出さねばと思ったのですが，統合失調症と診断された有名人は誰も思い浮かびませんでした。精神科医がくどくどとしゃべり続けた時，私の中で湧き上がる怒りは噴火しそうでした。精神科医のオフィスで怒りだすほど，私は愚かではなかったとはいえ，心の中に浮かんだのは次の言葉でした。「あなたは間違っている。私は統合失調症ではない。あなたは間違っている！」

今日，私は，この精神科医が私に診断を与えたのではないと理解しています。彼は私に悲運な運命の予測を与えたのでした。この精神科医は，統合失調症という診断によって，私の未来を確定してしまったも同然でした。彼は私に，望みうる最善の方法は一生薬を飲み続け，対処することだと続けました。彼は，未知の未来にむかって私の人生の扉が開くことはないと言いました。彼は，私の将来は封印され，私の人生の本は，すでにエミール・クレペリン（Kraepelin, 1912）によって，約100年前に書かれたと言ったのでした。クレペリンは統合失調症の悲観的な記述を書き，それは今日に至るまで，精神科医に影響を与えています。クレペリンによると私の人生は，全ての統合失調症患者の人生のように慢性的悪化の経過をたどり，最終的には認知症に行きつくというのです（Kruger, 2000）。

訳註1　ハーフウェイハウス：退院後の社会復帰の準備を行う共同住居

「あなたは間違っている」という言葉が私の心に浮かんだ時に、私が本能的に拒絶したのはこの破滅への予測、終身刑、死ぬ前に死んでしまうことでした。精神科医のオフィスでのこの瞬間が、私のリカバリーの過程における大きな転換期となったことがわかるのは、のちのことです。悲運な運命の予測を拒絶したと同時に、私は私の価値と尊厳を再確認したのです。不当な扱いへの怒りを通して「私はそんなものではない、統合失調症などではない」と断言していました。さらに重要なことは、入院中、エネルギーが切れた後でも、私の尊厳の復活を知らせるのは、怒りでした。不当な扱いへの怒りは私が生きている証であり、元気であり、回復していく力の証であり、意味と希望のある人生を求めて懸命に戦っている証でした。人が否認や病識欠如として見ていたことが、私にとっては、リカバリーの過程における転換期となる体験だったのです。

私の夢

不当な扱いへの怒りを通して、絶望的な予後への拒絶は、ほとんど反射的に起こりました。

そして、私が悲運な運命の予言から顔をそむけた瞬間に、「それで今は何がしたいの？」と自分に尋ねていました。つまり、私は絶望的な生き方に顔をそむけたけれども、また、同時に、何かに向かっていく必要がありました。私が精神科医のオフィスを出た時、廊下に立ち、大きくて重そうな鍵束を想像していたのを覚えています。それは、全ての病院のドアの鍵を持つ、偉くて権力のある専門家が持ってくるものでした。「私はディーガン博士になり、もう二度と、こんなふうに誰かを傷つけない、正しいやり方が行われるメンタルヘルスの組織を作ろう」と考えている自分に気がつきました。そしてこの計画は、私のサバイバル作戦と呼ばれる計画となりました。壮大な私の夢は、時代や成長にあわせて修正し、形作らなければならないものでした。それでも、それは私の夢であり、私が

形作る私のリカバリーに関する計画になりました。

　私は私の夢について誰にも話しませんでした。後になって，これが非常に賢明な方法だったことを知ることになります。だって，想像してごらんなさい。3回も入院し，SAT スコア 800 点未満でかろうじて高校を卒業した 18 歳の女の子が，慢性の統合失調症と診断され，治療に行く時に，ディーガン博士となって，傷つけられた人たちのかわりにメンタルヘルスのシステムを変える計画を公表するなんて。誇大妄想です！　あきらかに，夢は自分の中にしまっておくほうがよかったのです。

コーラとタバコ症候群

　あくまでもサバイバーとしての使命を見つけたことが，私のリカバリーの前進であったと言えます。しかしリカバリーは，稲妻にうたれたように，突然奇跡的によくなるようなものではありません。実際は，人生観が変わる経験をしたあと帰宅しても，私はその先何カ月も座り続けることになる喫煙用の椅子に座って，タバコを次から次へと吸い続けました。つまり，私の内側では全てが変わったけれども，まだ外側では何も変わっていなかったのです。他の人から見えていた，この時期の私の日々の過ごし方はこんな感じでした。

　　数年前に視線を戻してみます。ニコチンのついた黄色い指を見ることができます。ぎこちなく，こわばり，薬でもうろうとした歩き方。目にはきらめきがありません。衰弱し，目は暗く，見えないものをずっと凝視しています……。朝の 8 時に，ベッドからなんとか起きだします。薬でぼんやりしたまま，椅子に座ります，毎日同じ椅子に座っています。タバコを吸っています。タバコの後もタバコ。タバコは時間の経過を知らせます。タバコは，時間が過ぎている証拠

訳註 2　SAT：Scholastic Assessment Test 大学進学適性試験。2,400 点満点。

であり，現実です。少なくとも気晴らしにはなります。午前9時から正午まで，座って，喫煙し，ぼんやりとしています。そして，昼食。午後1時から3時まではベットに戻ってお昼寝をします。そしてまた椅子に戻り，座り，タバコを吸い，ぼんやりとしています。そして夕食。午後6時には椅子に戻ります。ついに夜8時，待ち受ける長い時間，ベッドに戻り，夢を見ない，薬による眠りの中に落ちていく時間。

　次の日も，そして次の日も，その次の日も同じ，次のタバコ，そして次……それだけのシナリオが展開される。マヒするほど同じ月日が過ぎるまで。　　　　　　　　　　　　　　（Deegan 1993, p.8）

　何カ月もの間，結果として私は，いわゆるコーラとタバコ症候群と呼ばれるような生活をしていました。私がリカバリーの過程でとった本当に前向きな最初の一歩は，私の祖母の促しによって起きました。私がタバコを吸っていると，祖母は毎日リビング・ルームに来るのでした。毎日，彼女は，私に食料品の買い出しに一緒に行きたくないかと誘い，毎日私は「いいえ」と答えていました。彼女は1日に1度しか尋ねず，それは口うるさいというよりも本当に誘ってくれている感じでした。何カ月も座って喫煙していたある日のこと，理由もなく，彼女の誘いに「はい」と答えました。私は今では，その「はい」と，それに続くカートを押すだけの市場への小旅行が，私のリカバリーのための積極的な第一歩だと理解しています。他にも小さなステップは，訪ねてきた友人と話すとか，短時間の散歩に行くといった努力によって，続けて起こりました。

リカバリー計画

　ついに，私は地域のコミュニティカレッジで英作文コースをとることになりました。大学に行くことは，宿題を集中してやる方法を見つけること，授業中は，不安，みじめな声，疑惑への対処という

表1 私のリカバリーの方法

- ドラッグはやらない，お酒は飲まない
- 寛容な環境を見つける
- 人づきあい
- スピリチャリティ，私の苦しみの意味を見つけること
- 目的感覚——私のリカバリーを形作るサバイバル作戦
- 毎日すること
- 1日，1時間，1分を大切にする
- 勉強，学ぶこと，働くこと
- 自分のために喜んで責任をとること，私のリカバリーは私にしかできないことを受け入れること
- トラウマの経験に関して精神療法をいとわず受けること
- リカバリーしている人と会うこと，恥じないことを学ぶこと
- 自分をいたわる方法を見つけること
    - 被害的な考えを避ける方法
    - 声に対する対処方法
    - 不安に対処する方法
    - 休息の方法，自分のペースを守ること，眠ること
    - 祈り，瞑想
    - 感覚ダイエット

まったく新しい挑戦のひとセットと一緒に出席するということでした。その時，元患者のためのセルフヘルプグループ，サポートグループはまったくなかったので，自分で何とか対処方法をつくりあげていました。表1は，私がつくった自分をいたわる重要な方法のリストです。

　試行錯誤しながら，私は，自分をいたわる効果のある方法を見つけていきました。たとえば，街角で手に入る違法薬物，お酒，そして風邪薬などいくつかの市販薬さえ，私によくないことを若いうちに学びました。私がこれらを避けたことは，私のリカバリーには役立ったと確信しています。人間関係は——特にひとりの時間と人といる時間のバランスについて学ぶことは——いつも自分をいたわる

重要な方法でした。最初の頃は，私がしてあげるより，他の人が私の面倒をみてくれていた，という意味で，関係は限られていて一方的なものでした。時間の経過と共に，私は人とより親密になり，より多くの支えあう関係を作ることを学びました。

　日課は，特にリカバリーの初期には重要でした。時々，全てが私の中でばらばらになっていました。そのようなとき，混乱している私に基準にかなった行動と構造を与えてくれる日課に頼れることは，都合がよかったのです。目的意識，朝起きる理由，私のリカバリーを作り上げる目標を持つことは重要でした。特に世界的宗教，哲学，ユング心理学などの科目を広く勉強することは，私の体験した経験の意味を理解しようとする努力につながりました。私のスピリチャリティと宗教の教えはいつも私の頼みの綱でした。スピリチャルな習慣と，神と意識的につながろうとすることは，私のリカバリーに不可欠なものとなりました。私のスピリチャリティは，私の苦しみの意味を見出す方法を示し，そして，苦しい徒労感，自己憐憫，困難と共に顔を出すお決まりの「なぜ私なの？」という問いから，順々に私を救ってくれました。

寛容な環境

　寛容な環境はいつも私のリカバリーに役立つことがわかりました。一人暮らしから，元ヒッピーのグループの人たちと共同でアパートの一室を借りたとき，偶然に発見しました。このような環境で，私のルームメイトは，いわば変わった体験，オーラや幽体旅行などの体験を含む世界観に対して，驚くほどオープンでした。このような寛容な雰囲気の中では，私の精神病の体験を恐ろしく逸脱しているものとしてみることもなかったし，誰も大げさに反応しませんでした。そのかわりに，彼らは押しつけがましくなく，親切で，協力的で，私が狂気を経験する余地を与えてくれました。このような寛容な環境で，私は，精神病は標識や地図はないけれども，あてに

なる地形や地形図はあることを学びました。もし精神病的な状況に戻っても，徐々にそれがわかるようになるし，恐れず，かじ取りの方法をマスターできるようになるのです。ほとんどがノーマル以上にノーマルでなければならないハーフウェイハウスにいたなら，私は，これらの重要なセルフケアのレッスンを積むことは決してなかっただろうし，リカバリーの進みは遅くなっていたか，あるいは止められていたかもしれません。怖いことです。

不快感に耐える

　不快感，心配，それから症状に耐えるために，時間との新しいつきあい方を学びました。私は，1時間の授業をうまく切り抜けるために，時々時計を見て「あともう1分やれる」と自分に繰り返し言います。それぞれの成功は，自己効力感や，持ちこたえて辛抱する力への自信となりました。また，「明日はくる」と自分に言い聞かせます。このフレーズは私のリカバリーに大きな意義をもたらしました。明日はくるということは，今日とても辛くても，それは過ぎていくのだという意味です。新しい夜明けがくること——新しい可能性と一緒に——その確信は，私のリカバリーには大きな安心となりました。

　人はしばしば私に，薬物療法が私のリカバリーに重要な役割を果たしたかどうかを尋ねます。薬はストレスの多い時に眠るための助けにはなりました。しかしそれ以外に特に役立っているとは思いませんでした。薬物療法による感情麻痺，性的機能障害，脱力感は，ときに精神症状以上に人を無力にすると知りました。鍵となるのは，セルフヘルプの方法とセルフケア全般を行うことと併せて，薬の使い方を学ぶことです。自分の助けとなる自分でできるスキルが上達すればするほど，薬に頼らなくなりました。

　リカバリーしたのち，私は児童虐待の経験に取り組むために，精神療法を積極的に受けました。これは時間のかかる難しい作業でし

た．意義ある専門的職業で自分を確立し，友達との強いネットワークを持てた後に，虐待に着手したことはよかったと思います．私は私の幼年期のトラウマを振り返ることで，現在に，大人としてしっかりと立つ必要がありました．トラウマ研究のコースで，私は，大人の感覚防御を専門とする作業療法士の支援を探しました．彼女は，敷砂，関節圧縮，感触のよいブラッシング，そして感覚のダイエットの使用を含む無数の対処方法を教えてくれました．また私に役立つ感覚ダイエットを使うことで，感覚のインプットと感情覚醒の調整ができます．これらの方法は驚くほど役に立ち，私の毎日のリカバリーの道具の一つとなりました．

自己対処法

私は，数え切れないほどの症状に対して，自分でできる対処方法をたくさん見つけ出しました．たとえば，聞こえてくる悲惨な声を止めるのに，ヘッドホンと耳栓が使えることを知りました．妄想的な考えの渦に私を巻き込む，特定の状況や事柄を避けることを学びました．私にとって運動，特に毎日森を散歩することは，ずっと大切な自己対処法です．身体的健康，バランスの取れた食事，自分のペースですすんでしようと思う気持ち，眠ること，どれも私が時間をかけて，学び，磨きをかけてきた大切な方法でした．

内なるスティグマを乗り越える

私にとって，リカバリーは，内なる恥やスティグマを乗り越える方法を学ぶことを意味しました．リカバリーの初期の段階における多くの人々のように，私は「普通」であることをゴールと考えました．薬が少量であるとか，付き合っている精神科患者の数の減り方によって自分の健康度を測っていた頃を思い出します．実のところ，私は，精神科の治療歴を持つ人々の近くにいることを嫌がって

いた時もありました。彼らから遠ざかれば遠ざかるほど，私自身の過去から距離を置くことができたのです。何年もの間，私は単に普通の人として「合格する」ことに甘んじていました。

　精神科治療歴を封じ込め続ける重圧は，私からは起こりませんでした。治療歴を秘密にし続けるよう強いる社会的な圧力はたくさんありました。たとえば，大学院の学生として，教授が精神科治療歴を持っている人に，臨床心理士になることを許すはずがないという暗黙の決まりがありました。1980年代，アメリカ障害者法が成立する前に，精神科治療歴を公表している教授など誰もいないことを知っていたし，自分がそのトップバッターになることをよいとも思っていませんでした。精神科治療歴を隠したことは，サポートなしで多くのトラウマの記憶を再体験することを意味していました。たとえば，州立病院での初めての臨床研修の初日，重い金属のドアが，私の後ろでバタンと閉められた時に，パニック発作を起こしたのを覚えています。拘束室に引きずり込まれている人を目撃した時に，フラッシュバックのたぐいで体がフリーズしたこともありました。わずか数年前の私です！　秘密に生きるということは，この専門課程に一人で取り組まなければならないという意味でした。

　私は，秘密に生きることが，偽りの生活をすることでもあると気付きました。私は恥じることにうんざりしていました。博士課程を修了したころには，私は，リカバリーしたサバイバーや活動家と会い始めました。これらの友人と会うことになったのは，直感で決めたことでした。彼らは私に，世の中の人たちが，私が臨床心理士なのか，それとも患者なのかということにこだわるのは，私の問題ではないことを教えてくれました。世の中の人の安心のために，私がかぶる帽子をはっきりさせることは，私の問題ではなかったのです。私はただの人なのです。私は精神科治療歴のある人であり，かつ臨床心理士でもあるのです。もし世の中がこのようなカテゴリーを持っていなかったならば，それは世の中が問題なのであって，私が悪いわけではないのです。他の人の安心のために，秘密にして生

きる必要はなかったのです。そして大切なことは，私は一人ではなかったことです。私のような人たちがいて，私たちが互いを支えあったならば，私たちは誇りを持って人生を送ることができるのです。こうして，内なるスティグマを乗り越えること，自分を恥じないことを学ぶことは，リカバリーのプロセスの大きなステップとなりました。イラスト3は，現在，私が体験している自己認識に対する変化を，象徴的に表わしています。

変化の過程としてのリカバリー

このイラストは，私のリカバリーの過程での変化を表しています。花はもうイラスト2のように壊れてはいません。診断ではなく私の名前が，私の中心のそのふさわしい場所に再び戻ってきたのです。何も書かれていない花びらも復活しています。なぜなら，私に

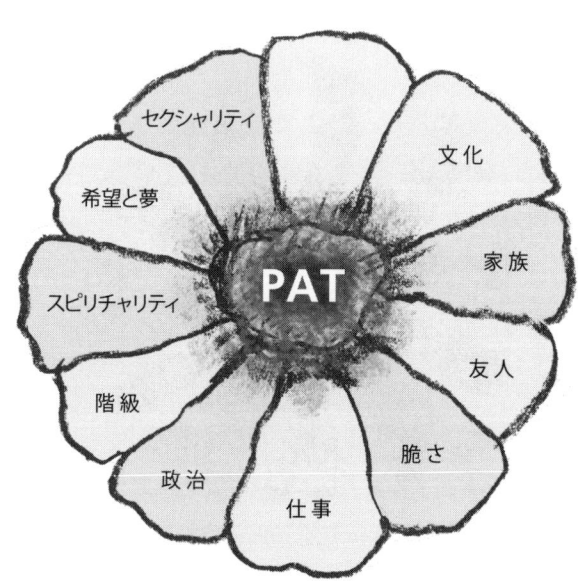

イラスト3
リカバリー：私は人，病気じゃない

は私の夢や願望を計画できる，まだ見ぬ未来があるからです。私は，リカバリーを達成するために，自分が思うままに，才能や資源を全て使うことができます。ですので，花びらの集まりは花として復活しています。

　脆さという一枚の花びらが新たにつけ足されています。私は残存症状があることを感じてはいません。寛解していますが，またいつか再発するかもしれません。ですが，ほとんどの人々と同じように，いくつかの危うさを抱えて生活しています。私は今でも，元気でいるために，基本的な自分をいたわる方法を毎日使っています。私は一人の人間です。病気は私ではありません。私は，生き生きとした人生を送り続けるために，リカバリーを通して学んだことを使うことができます。リカバリーは，私にとっては，癒しと変革の過程でした。私は，おかしくなる前の私とは同じ人ではありません。私が歩み，そして変わっていく間，狂気は一種の試練でした。最初の頃は，かつての自分に戻りたかった時が何度もありました。私は高校生に戻り，運動競技のコーチになるという夢を追い求めたかったのです。私は「またいい感じ」の自分に戻りたかったのです。

復元の語り（ナラティブ）

　この，以前の自分に戻りたいという希望は無理もないことです。そしてこれをフランク (Frank 1995) は，復元の語りと呼んでいます。復元の語りは，自らのリカバリーについて語っている人たちの話でもあります。基本的な話の筋は，「昨日，私は健康だった，今日の私は病気です。明日は，また元気になっているかもしれない」というものです。「新品同様」そして，「またいい感じ」という言い回しが，復元の語りの本質をとらえています。フランクは，復元の語りは病気になって間もない人々はよく話すが，長く病気を患っている人たちはあまり語らないと述べています。

　復元の語りは，自分自身が奮闘していることを語っているわけで

はないのです。むしろ，問題を「解決した」とみる専門家の専門的知識や彼らの技術の証なのです。このタイプの語りは，医療の専門家，同様に医薬関係の権力のあるグループ，組織が推奨する語りなのです。復元の語りは，無数の方法で私たちの文化に浸透しているのです。テレビの宣伝，商品に関する情報を盛り込んだコマーシャル，医師の診察室のパンフレット，そして雑誌や新聞や専門誌に載っている薬物の広告，全てにおいて，薬物治療の驚くべき復元の効果について述べられています。たとえば，精神医学雑誌の主流において，1996年の抗うつ薬の広告は，自宅で，エネルギッシュなママと競争して階段を駆け上って，大笑いをしている小さな女の子です。ノートには輝くクレヨンで書いた文字。女の子は読み上げます。「私はママを取り戻したの」。そして，薬品名が，輝くクレヨンの文字で中央に現れます。復元のお話の流れは簡潔です。うつ病になった，薬が効いた，そしてママは家族のために新品同様になって戻ってきた。このようなイメージと広告の力によって，復元の語りは，全ての病気についても，いつまでも幸せに暮らしましたというようなハッピーエンドへの文化的期待となるのです。

　何年も奮闘してきた私たちにとっては，復元の話の流れは真実を含んではいません。私たちにとって，リカバリーは昔の自分に戻るわけではないのです。リカバリーとは，新しい自分になるための過程です。自分の限界を見つける過程なのです。しかし，限界が新たな可能性を広げていくのを発見する過程でもあります。復元ではなく，変化こそが私たちの道筋なのです。

～ 変化の過程

　変化の語りは，病気を治す力を持つ専門職を信じることとは対照的に，癒える過程での自分自身の働きを強調します。この観点において，精神保健福祉領域の専門職の役割は，サポートすることであり，スキルを獲得するために手助けをすることであり，仲介者とい

う感覚を持つことだと思います。従順ではなく，自分で方向性を決めることを学ぶよう援助すること。それがリカバリー過程における目標です。

　なぜなら，リカバリーは，一人ひとりのユニークな旅だからです。マニュアルに基づいたアプローチではないのです。精神保健福祉領域の専門職は，個人個人に必要な特別な才能や資源を探し出さねばなりません。そしてリカバリーのためのサービス資源を結集して援助せねばなりません。多様な辛い症状を軽減するために，すでに対処していることについて，尋ねてみることです。この点で，ヴォーン・カー（Carr, 1988）の研究は有益です。彼は200人の統合失調症と診断された人たちに，多彩な症状に対してどうやって対処してきたかという質問をしています。このアンケートで明らかにされた対処方法に加え，約半数（N＝92）もの人が，その他の対処法を用いていることが明らかになりました。全部で，350の対処方法が明らかにされたのです。カーは次のように結論付けています。

　　前述から，統合失調症患者は，病いの単純で従順な犠牲者ではないことは明らかです。それどころか，それらの結果は，報告された論文と共に，統合失調症の患者は，疾病管理，特に症状管理において，積極的に役割を果たせることを示唆しています。（中略）統合失調症の経験は，病いが彼らを支配する過程ではなく，明らかに患者が病いに打ち勝つために積極的に試みている学びの過程なのです。

（Carr, 1988, p.350）

　人は診断などではありません。精神疾患と診断された人々には復元力があり，病気の過程の従順な犠牲者などではありません。クライエントの積極性，レジリエンス（復元力），自己適応能力と協調して取り組める専門職は，診断とひどい予言によって絶望的であるとみなされたかもしれない人たちと共に，新しく，価値ある方法で協働していけるでしょう。

❧ リカバリーの実証的証拠

リカバリーのための希望がここにあります。私達はもう，統合失調症がそうであるような診断を取り囲む悲観主義やひどい予言を正当化することはできません。現在，リカバリーの希望の根拠となる実証的事実に基づいた七つの長期研究があります（Bleuer, 1968, 1974; Tsuang, M.T., Woolson, R.F. and Fleming, J.A., 1979; Ciompi, 1980; Huber, Gross, Shutler and Linz, 1980; Harding, C.M., Brooks, G.W., Asikaga, T., Srauss, J.S., and Breier, A., 1987a, b; Ogawa, K., Miya, M., Wtarai, A., Nakazawa, M., Yuasa, S., and Utena, H., 1987; DeSisto, M.J., Harding, C.M., McCormick, R.V., Ashikaga, T. and Gautum, S., 1995a, b)。この研究は米国，日本，スイス，イギリスといったそれぞれ異なる国において実施されました。それぞれ，深刻な精神疾患と診断された研究対象者140人から502人の大規模なコホート研究を行っています。研究は22年から37年に及んでいました。これらの長期研究における回復率は46%から68%です。すなわち，統合失調症を含む深刻な精神疾患と診断された人々の3分の2は，時間とともに著しいまたは完全な回復を示すことがわかりました。診断された20年後または30年後でさえ，人々はまだ著しく，または完全な回復に進みます。私達は決して希望を失うべきでありません（Harding and Zahniser, 1994)。

リカバリーは数名の優秀な人たちの特権ではありません。私たちは，現在，経験的データから，ほとんどの人々がリカバリーするという素晴らしいニュースをお伝えすることもできます。なぜなら，誰がリカバリーしたのか，しなかったかということを予測する方法がないからです。リカバリーを可能にするために，スキルとサポートを築くための十分な機会が持てるよう，それぞれの人にアプローチするべきです。そうして，専門家は絶望という医原性の心の傷を防ぎ，リカバリーする本人と共に，リカバリーの変化の旅に取り組むことができるのです。

文 献 REFERENCES

Bleuler, M. (1968). A 23-year longitudinal study of 208 schizophrenics and impressions in regard to the nature of schizophrenia. In: The transmission of schizophrenia (Eds. D. Rosenthal and S.S. Kety). Oxford: Pergamon Press Ltd., p. 3-12.

Bleuler, M. (1974). The long-term course of the schizophrenic psychoses. Psychological Medicine, 4, 244-254.

Carr, V. (1988). Patients' techniques for coping with schizophrenia: An exploratory study. British Journal of Medical Psychology, 61, 339-352.

Ciompi, L. (1980). Catamnestic long-term study on the course of life and aging of schizophrenics. Schizophrenia Bulletin, 6, 4, 606-618.

Deegan, P.E. (1993). Recovering our sense of value after being labeled mentally ill. Psychosocial Nursing and Mental Health Services, 31,4, 7-11.

Desisto, M.J., Harding, C.M., McCormick, R.V., Ashikaga, T. & Gautum, S. (1995a). The Maine and Vermont three-decade studies of serious mental illness 1. Matched comparison ofcross-sectional outcome. British Journal of Psychiatry, 161, 331-338.

Desisto, M.J., Harding, C.M., McCormick RV., Ashikaga, T. & Gautum, S. (1995b). The Maine-Vermont three decades study studies of serious mental illness: Longitudinal course of comparisons. British Journal of Psychiatry, 167,338-342.

Frank, A.W. (1995). The wounded storyteller : Body, illness and ethics. Chicago: The University of Chicago Press.

Harding, C. M., Brooks, G.W., Ashikaga, T., Strauss, J.S. & Breier, A. (1987a). The Vermont longitudinal study of persons with severe mental illness, I: Methodology, study sample, and overall status 32 years later. American Journal of Psychiatry, 144: 6, 718-726.

Harding, C.M., Brooks, G.W., Ashikaga, T., Strauss, J.S., & Breier, A. (1987b). The Vermont longitudinal study of persons with severe mental illness, II: Long-term outcome of subject who retrospectively met DSM-III criteria for schizophrenia. American Journal of Psychiatry, 144:6, 727-735.

Harding, C.M. & Zahniser, J.R. (1994). Empirical correction of seven myths about schizophrenia with implications for treatment. Acta PsychiatricaScandinavica, 90, supplement 384, 140-146.

Huber, G., Gross, G., Schuttler, R & Linz, M. (1980). Longitudinal studies of schizophrenic patients. Schizophrenia Bulletin, 6:4, 592-605.

Kraepelin, E. (1912). Clinical psychiatry: A textbook for students and physicians. (Rev. ed. AR. Diefendorf, Trans.), New York: Macmillan. (Original work published 1883).

Kruger, A. (2000). Schizophrenia: Recovery and Hope. Psychiatric Rehabilitation Journal, 24, 2-37.

Ogawa, K., Miya, M., Watarai, A, Nakazawa, M., Yuasa, S., & Utena, H. (1987). British Jurnal of Psychiatry, 151, 758-765.

Tsuang, M.T., Woolson, R.F., & Fleming, J.A. (1979). Long-term outcome of major psychoses 1: Schizophrenia and affective disorders compared with psychiatrically symptom-free surgical conditions. Archives of General Psychiatry, 36, 1295-1301.

第2章
ユニークなまなざしとチャンスの数々
―――ピアスタッフの視点から

▶シェリー・ブレッドソー
CHERIE BLEDSOE, PH.D.

要 約 SUMMARY

著者はここで，精神保健サービスにおいてピアスタッフであり，同時に，メンタルヘルスの専門家でもある自身の個人的な経験について考察している。その中で直面した困難の数々とそこから得たもの，そして，この二元的役割において経験した，「可能性への閃き，背中のひと押し，ぶつかったさまざまなこと」について語っている。また，近年および将来の精神保健の分野におけるリカバリーについては，それが当事者のウェルネスにとっての鍵になり得るだろうと述べている。

キーワード KEYWORD

ピアスタッフ，リカバリー，ウェルネス，精神疾患，信じ得る希望

▶シェリー・ブレッドソーは，カンザス州，カンザス市のワイアンドット郡行動保健ケアセンターにおいてサービス利用者問題および発展のスペシャリストとして働き，また，同郡にある当事者運営組織，S.I.D.E. 社の代表を務めている。

時々，メンターに呼び止められ，聞かれることがあります。「どうしてまだここにいるの？」と。その質問に対してひとしきり笑った後，私は自分のストーリーを思い出します。

　1987年，最初の精神病の症状が現れ，私は精神保健センターで当事者（あるいはクライエント）となりました。私が今日ここにいるのは，ここで自分の人生を再スタートする機会を得たからです。そして，ここでの仕事が自分に適しており，天命だと思うからです。

　私は精神保健サービスを提供する立場にあり，現在カンザス州カンザス市にあるワイアンドット精神保健センター（WMHC: Wyandot Mental Health Center）でウェルネスとサポートについて当事者の権利を擁護し声をあげる立場にあります。ピアスタッフでもあります（ピアスタッフとは，自分の精神疾患を自覚しオープンにしつつ，精神保健の専門職として働く人々をさします）。私の仕事は，サービス利用者のアシスタントとして，本人が症状の自己管理に努め，再発を防止し，入院の必要をなくすようなウェルネスのレベルに達する手伝いをすることです。そして，当事者が地域で生活する際の手伝いもします。また，地元の当事者が運営する組織，S.I.D.E. 株式会社に代表としてもかかわっています。私はともに仕事をしている人たち，そしてこの環境を愛しています。

　ピアスタッフは，仲間の当事者に希望をもたらすストレングスの数々を伝え，肯定的なロールモデルとなる存在です。ピアスタッフが持つ他の当事者と共通の経験や，当事者にとっては聞きなれたストーリーの数々は，精神疾患からのリカバリーに閃きを与え，またそれを促し育てるものとなります。主に当事者として生活をし，リカバリーの道を歩いている人が傍にいることによって，他の当事者は元気づけられます。ピアスタッフは，自らの精神疾患とうまくつき合いつつ，仕事や学校生活，地域の一員として生活することにおいての目標に向かって進んでいる人たちなのです。

　ピアスタッフは，仲間にとっての希望の源となります。「あなたにできるのなら，たぶん私にもできるかもしれない」と。そして，

他のスタッフと同じように労働倫理を持ち，仲間の当事者に対しては，それぞれの夢や目標を考えながら仕事をします。これも，他の「専門的な」スタッフと同様です。しかし，私たちはピアスタッフならではの「ユニークなまなざしとチャンスの数々」を通して目標を達成するのだと信じています。このことによって，欠けることなく全てがつながるのだと私は考えています。つまり，ピアスタッフの存在によって，職場に健全なバランスと多様性が生まれ，当事者，スタッフ，組織や機関，そしてコミュニティ全体にとって，互いにメリットのある「ウィン・ウィン Win-Win」の状態になるのです。

しかしながら，ここで記しておかなければならないのは，ここにいたるまでの道のりが私にとって簡単なものではなかったということです。実際，それはほぼ20年にわたる奮闘とチャレンジの旅路でした。ピアスタッフになることを目標にしている当事者は，ほとんどいないと思います。しかし，私のもともとの職業選択は人の手助けをする仕事でした。私の精神疾患はただ，進むべき方向を与えてくれたのです。

私のストーリー

私がなぜここにいるかを知るには，私が何者かという，私のストーリーを少しばかり知っていただくのがよいでしょう。私は子どもが10人いる家庭で育ちました。子どもの頃，私は，安心したい，コミュニティの一員でありたい，成功したい，素敵な気分でいたい，そして受け入れられ，愛されたいと強く願っていました。障害を持つ子どもたちを教える教師になりたいという夢があり，子どもを育て，よい人生を送りたいと思っていました。

私の子ども時代，家族がトラウマを経験したり，つらい思いをした時期がありましたが，それと同じぐらい，幸せな思い出に満ちたものでもありました。休暇の時は家族みんなで出掛けたし，近所の子どもたちみんなと一緒にいろいろな冒険をしました。私は笑うの

が好きで，たいした苦労もせず学校や地域で認められていました。特別教育の分野で学位をとり，予防医学局内の重要な医療機関で，秘書として働き始めました。私は結婚し，3人の子どもの子育てで忙しくしていました。地域内の学校，教会，そして近隣にも貢献していました。教育，公正，安全，家族，そして精神的なものを大切に思っていました。私の夢はほとんど満たされていたかのようでした。

　そして，私の世界はおよそ予期せぬ方向に変わりました。1987年の夏，私は初めて，気力と意欲の欠如を伴う極度に強い悲しみの感情におそわれました。だんだんと，仕事でやらなければならないことや子どもの世話ができなくなっていきました。自分では，この強い悲しみは，その年に祖母や義理の母，そして義理の弟を含む多くの人々を失ったことが原因だと思っていました。ついに，同僚らの介入により，自分が働いていた医療センターと同じところに，精神疾患で入院するはめになりました。医師らによると，それはひどいうつ病と統合失調感情障害ということでした。解離状態，パニックの発作，妄想の時期が続き，被害妄想と不安といった症状が現れ，幻覚に悩まされました。混乱し，落ちこみました。それはただ，地獄と呼ぶべきものでした。

　この最初の入院中，いろいろな色をした錠剤を与えられ飲んでいましたが，それらがいったい何であり，何のためのものなのか，見当もつきませんでした。体がこわばった感じ，そして死んだようにぐったりした感じをともなう副作用は不快でした。自らが解体される感じが始まり，内側では，ばらばらになり二つに割れる感じに襲われました。怖くてびくびくしていました。生きていくのがつらかった，かといって，死ぬのも怖かったのです。自分が何者で，どうなっていくのか，実感がわきませんでした。医療スタッフは，1年以内にはよくなるだろうと言ってくれましたが，そうはなりませんでした。それまで8年続けてきた仕事がもはや続けられなくなり，家をなくし，結婚生活は破綻しはじめましたが，それでも私には，私を母と頼る3人の子どもたちがいました。

家族は私から距離をおくようになりました。家族にはこの病気のことが理解できず，どう手助けをしたらよいかもわからなかったのです。それ以上に，私自身もこの病気が理解できませんでした。私にとって精神的な病気とは，どこの誰でもない，怖くて「まともじゃない」人たちを意味していました。精神疾患は私の住んでいた地域ではタブーであり，意思の弱い人間がかかるものだと思われていました。自分がなぜそんな人たちの仲間入りをしてしまったのか，理解できませんでした。自分の一生は，精神病棟や州の病院や長期のケア施設に出たり入ったりを繰り返す運命に追い込まれてしまったのだと思い込みました。未来は暗く，雲ばかりが立ち込めていました。

別の扉を通って

病院を出たり入ったりという，永遠に続く回転ドアの中で行き詰ってしまったせいで，顔をあわせる他の患者といえば，とても状態の悪い人たちばかりでした。目にするのは，薬の副作用と闘っている姿ばかりでした。希望をなくし，取り乱し，哀れで，焦点の定まらない顔をした，主体性もなければ生活も将来もない人々でした。この経験は，自分自身の固定観念に凝り固まった見方や知識の欠如もあって，自分の視野を狭めることになり，精神疾患の病名というレッテルのみでその人たちを見て，病名の影に隠れた，その人自身を見てはいませんでした。

入院していない時には，ワイアンドット精神保健センターのデイ・トリートメントプログラムに通っていました。私のケースマネージャーは，私が時間を過ごす場所としてよい場所じゃないだろうかと考えたのです。外部とかかわりを持ち，家から出るようになるだろう，他の人とつきあい，リラックスし，新しい友人を作る場になるだろうとのことでした。私がそこに行ったのは，病院よりはましな選択肢だと思ったからにすぎませんでした。時間つぶしにはま

あいい場所だろうとも思いました。私は言われた通りにしようと決めました。そもそも，他に選択肢があるなどとはまったく考えなかったのです。

　部分的入院プログラム（当時はデイ・トリートメントといわれていました）でしたが，実際，自分にとってはよい選択でした。当時はそのようなことを考えませんでしたが。きっちり組み立てられたプログラムに追われ，「必修」のグループの療法は退屈でしたが，当時は，そういったことがいかに自分にとって有益だったかを理解していませんでした。わかっていたのは，その場にいることで，可能性の印を感じ，自分の内側に小さくぴかっと光るものを感じ始めていたということでした。

　そこでは，私と同じような顔をした人たちを目にしました。自分自身の気持ちや感情がそこに映し出されていました。昔の子ども時代の友だち，近所の人，教会のメンバーがおり，また，私の知らないたくさんの顔がありました。大学生，親，母子家庭のお母さん，おばあちゃん。その人たちは，現実のものとして，そこに存在していました。私が存在していたように。それらの顔には，鏡のように，私の恐れ，混乱，不安，そして，きまりの悪さが映し出されていました。私は自分がひとりぼっちではないという思いを強くしました。

　約5,000万人のアメリカ人が何らかの形の精神疾患に苦しんでいます（NAMI, 2000）。そのことを考えると，センターでこういった古くからの見慣れた顔をみるということは，驚くべきことではないのかもしれません。最終的に私は，誰もが何らかのために何処かへ向かっているのだ，私はその過程でたまたまここに居るだけなのだ，という結論に達しました。私はこの考えを，精神疾患というレッテルを貼られることを恐れているほかの当事者に，ざっくばらんに語っています。日中のプログラムに参加したことで，自分のような人がいること，そしてそれが知人であったり，知らない人であったりすること，でもそれぞれが私が通った同じドアを通り，なぜここに来たかについて，それぞれのユニークなストーリーを持ってい

るということを理解したのです。

ꙮ 学んだこと

　この経験が，精神疾患とともに生きるということがどういうことかを，理解しはじめるきっかけになりました。精神疾患が神様によって下された罰ではないことを学びました。精神疾患を持つ人たちがみな，犯罪者ではないということ，悪人だったり，不道徳だったり，あるいは何かにとり憑かれている人ばかりではないということを学びました。精神疾患は私の落ち度ではなく，実際，誰であろうと，どんなふうに見えようと，どこから来た人であろうとかかるものだと，理解するようになりました。精神疾患について，視野が大きく広がりました。

　他にやることがなかったという理由で，デイケアに通い始めたわけですが，そこに留まったのは，仲間がいたからでした。仲間は私に，友情，安心感，心地よさ，そして，強さを与えてくれました。いろいろなコツを教えてくれました。「いい」ことを指し示して教えてくれ，避けるべきことから私を遠ざけてくれました。仲間は，子どものときに私を支えてくれた家族のような存在になりました。ある女性，グロリアは，特別な友達になりました。ともに成長し，たくさんの経験をする時，いつも寄り添っていてくれました。「シェリーと私は，同じ近所の出身なの」とグロリアは言います。(2000年12月14日の個人的会話より)「姉妹みたいなものよ。最初ここに来たとき，本当に怖がっていたわよね。だから，すみっこから引っ張り出したの。私の後ろを歩いてなさい，私が面倒見てあげるからってね」。グロリアや他の仲間たちは，実際，本当に私の面倒を見てくれました。

　私はデイケアに参加し続けました。仲間たちの顔を知っていたからです。みんな，私と同じものを望んでいました。安全で確実な感じを得て，生活を維持していくために必要な基本的なことを見つ

け，それを続けることです。ここで，私は新しい友人を得ました。私と同じような夢や目標を持ち，安心して笑いあうことができ，喜びの瞬間を見出し，自分自身でいられる友達です。

改革と新たなリスク

1990年，カンザス精神保健改正法（法案番号2586）が成立しました。エンパワーメント，権利擁護，自立といった言葉が，突然，現実のものとして迫ってきました。当事者運動のスローガンはワイアンドット郡にも押し寄せてきました。ドロップ・イン・センター（街中の気軽に立ち寄れる場所）が州の予算で続々と建てられました。当事者によって計画・管理・運営される施設です。これはまったく新しい冒険的事業でした。仲間たちの多くは，この新しい動きにわくわくしていました。私自身は，複雑な心境でした。「よさそうだけど」と，私は思いました。「でも，本当にうまくやれるんだろうか」

CSS（Community Support Service）の所長レスリー・ヤングが知恵と先見の明を持っていたおかげで，私も次第にわくわくしてきました。レスリーは一つを聞いて多くのことが理解できるタイプの人です。彼女は常に，当事者にとって何がベストなのかを考えます。彼女は私たちが自分たちのドロップ・イン・センターを計画するよう背中を押してくれ，サポートをしてくれました。多くのCSSのスタッフのサポートと助言のおかげで，最初の当事者によるプログラムを始めることになりました。スペクトラム・ドロップ・イン・センター社は1992年6月，初めてその扉を開いたのです。

私はパートタイムで雇われた6人の助手のうちの一人でした。私たちのドロップ・イン・センターの使命は，重度かつ持続性の精神疾患を持つ人々が，安心できる環境でリラックスし，人と交わり，友情を育て，個人的に成長し，自覚を持ち，自信を得て，社会的スキルを高め，地域で自立して生活するための能力を強化する場を提

供することでした。何て難しい使命でしょう！　私の助手としての主な役割は，センターをできるだけスムーズかつ効果的に運営することでした。センターの開館・閉館，プログラムの調整に加え，簡単な雑事や，電話の応対，毎日の出欠記録や業務日誌をつけることなども，含まれていました。

　それとは別に，ピア・カウンセラーとしても雇われることになりました。私の役割は，人生の中で孤独感にさいなまれていたり，日常生活上のストレスに対処できず苦しんでいる利用者のサポートをすることでした。こういったことは，私がメンタル・ヘルス・センターに最初に来た時，仲間が日常の中で私にしてくれたことでした。自分がしてもらったことを，他の人にお返しできるのは，気分のいいものでした。

可能性への閃き，背中のひと押し，そしてでこぼこ道を進む

　当事者の仲間はよく，人生における「転機」や「気づき」について語り合います。私も，何が自分の転機だったか尋ねられることがよくあります。自分がそれまでとは違った路に入ったのだということに気づき，人生にドラマチックな変化が生じたような，これといった瞬間を特定することはできません。自分のこれまでの旅路を振り返ってみると，私は小さな可能性のきざしや背中のひと押し，そして決して平坦ではない道のでこぼこを乗り越え，進んでくる過程の中で，成長してきたのだと思います。確かなことは，ピアによるサポートに支えられつつ仕事をしてきたことが，自分が人生を再び取り戻すのに役立ったということです。

　人生を通して，仕事は私にとってとても重要なものでした。成功を収め，自分の住む地域に貢献することは，私がとても大切にしている価値観です。ドロップ・イン・センターで仕事の機会を与えられ，自分のスキル，教育，知識を共有することによって，頑張る力を得，自分の人生はよくなりうるのだという確固たる信念を得まし

た。こういったこと全てが精神疾患によって奪われてしまったと，かつては思ったものです。しかしこの病気が自分の人生をコントロールする主な要因である必要はないのだということがわかってきました。スペクトラムでの仕事によって，私は自分の「不愉快な考え方」を見つめなおすようになりました。「哀れでかわいそうな私」という態度ではなく，病気を超えたところにある新たな責任と期待を楽しみに思う姿勢をとるようになりました。私が毎朝そこにいて，友達を歓迎し挨拶するのを，誰かが頼りにしていると知ることは，気分のいいものでした。自分が必要とされ，センターの運営に責任があると知ることで，自分の内部に変化が生まれました。

　私には，他の人たちや自分自身に影響を与える決定をする権限があるのだと感じ，自分は価値のある存在なのだという思いが強くなってきました。私の幼い子どもたちにとっても，それはよいことでした。子どもたちは友達と，ママが仕事でどんなことをしているかを話すようになりました。働くことについての自分の価値観を子どもたちに伝えることができるのは，気分がいいものでした。

　日々の仕事に慣れ，自分の能力に対してより自信がついてくるにつれ，働くことができるというわくわく感が，次第に私の恐れ・びくびくした気持ちを上回るようになりました。新たに責任を持つということが，ひとりの人間としての自分についての感じ方に，影響をあたえているということがわかってきました。自分を母，仕事仲間，友人，教育者，権利擁護者，そしてコミュニティの一員といった役割を持つひとりの人間として見始めるにつれ，自分に貼った精神疾患というレッテルが，弱まっていきました。私は，単に病気という目線でしか手を差し伸べることのできない精神疾患の当事者ではなく，さまざまな顔や役割を持ち，いろいろなストレングスを併せ持つ一人の女性へと，変わっていきました。14年前にスペクトラムで働き始めて以来，入院は必要なくなりました。それ以前，平均して1年に10回の入院が必要だったことを考えると，まったくたいした変化です。

私は1994年までスペクトラムで働き続け、そのうち約2年は管理職として仕事をしました。VISTA[訳註1]には、ボランティアとして1年仕事をしに行き、私たちの郡で起こった洪水の被害者を、地域の資源を役立てて助けようという人たちがつくったチームと一緒に働いたこともあります。スペクトラムの利用者が住むところを見つけた時には、家庭用品を交換するような手伝いをしました。また、危機介入やカウンセリングもしました。こういったサポートを提供するポジションが、偶然にも私たちのメンタル・ヘルス・センター内に設けられていたのです。

　スペクトラムという安全な環境から外に出るのは緊張するものでしたが、他の人をサポートするためだったら、そこから出て行くことができるということもわかっていました。洪水プロジェクトチームと一緒に働き、個人的な事柄や運営上の問題で悩みつつも、自分がストレスに満ちた難しい状況にうまく対処したり処理したりする能力を持っていることに、自分自身驚かされました。意外なことに、ある同僚も私と同じような懸念やストレスを感じているのに気づきました。ただ、それぞれがそういったことをとても違ったやり方で処理していたにすぎなかったのです。自分は結局、他の人とさほど変わらないのではないかと思うようになりました。

　VISTAでのボランティアを1年続けた後、スペクトラムセンターでの仕事に戻りました。その年、私たち当事者による運営委員会は、いくつかの難問に立ち向かうことになりました。委員会を保とうと努力しましたが、すぐに行き詰ってしまいました。ドロップ・イン・センターが精神保健センターと近い関係にあることで（スペクトラムもまた同じ建物内にありました）、私たちの独立性について州が疑問を持ち、翌年度の補助金申請が却下されたのです。幸いなことに、精神保健センターが資金面や現物支給・物品調達といったサポ

訳註1　VISTA：正式名はVolunteers in Service to America。1964年、連邦政府によって設立された貧困層にたいして教育や職業訓練を提供するボランティア組織。各地に支部がある。

ートに同意してくれ，スペクトラムは継続することになりました。

ピアスタッフが変化をもたらす

　こういった変遷の間にも，スペクトラムを運営していたピアスタッフたちの仕事は変わらず続いていました。彼らの業績や成し遂げたものは，全く特筆に値すべきものです。ピアスタッフたちは仲間の間で，リーダー，そしてロールモデルとして考えられており，ケースマネージャーからは，利用者をサポートしてほしいと頼まれました。

　自分には力があると感じていました。自分が実際職場で影響を与えつつあるという実感がありました。利用者に接する際サポートしてもらうことが減り，たくさんの系統化された指示がなくても，何がなされるべきかがよくわかるようになってきました。自分が他の当事者といかに自然に話すことができるかということにも気付きました。障害をのりこえ，個人の目標の達成に向かって進むということを共に行うにつれ，サポートし，勇気づけ，ネットワークを作る手伝いをし，地域の資源を集めるために一緒に動くということが，優先順位の上位となりました。ピアスタッフの同僚たちは，ケアマネージャー，ライトバンの運転手，ケアワーカーとして雇われていました。精神病というレッテルを貼られた者にとってかつて不可能だと思われていたことが，現実のものとして地平線上に見えてきました。歴史が塗り替えられる過程にかかわっているということは，わくわくすることでした。

新たな一歩

　1996年までに，スペクトラムは徐々に発展し，精神保健センターの心理社会プログラムの一部となるところまでいきました。私は常勤の援助職として雇われた二人のうちの一人となり，スペクトラ

ムの日々の運営を監督する立場となりました。仕事の内容は，初期の頃私たちが経験したものとは違っていました。私は一般就労のポジションに雇われ，いまや常勤のスタッフとして扱われるようになりました。これは，私がもはや一義的にはワイアンドット精神保健センターのサービスを利用する当事者としては扱われないということを意味しました。現行の方針により，私は以後，利用者としてセンターでのサービスが受けられなくなってしまいました。私はケアプランを失い，薬をもらうためのクリニックは利用できなくなり，そして職業教育サービスを受けられなくなってしまったのです。

　私にとってきわめて重要なサポートの拠点であったスペクトラムは，今や自分が正職員として働く場になりました。隣の郡にあるジョンソン郡精神保健センターで無料のサービスを受けるか，あるいは，新しく個人で健康保険に加入しそれを利用するかのいずれかを選ばなければなりませんでした。自分の成長の場であったところから少しばかり拒絶されたような気がして，私はしばらくの間，どちらも利用しませんでした。

チャレンジ

　精神疾患を持った他の人たちへのサービスを提供する側になるということは，私が依然としてシェリーであるという事実へのチャレンジでした。金曜日に採用され，月曜日に働き始めましたが，その間，私自身が変わったわけではありませんでした。私にはまだ病気があり，それに伴う全てのことによって，私はユニークな立場に立つことになりました。初めて「公式な」スタッフミーティングに参加した時には，「これってすごく変。誰もおかしいと思わないのかしら？」と，ひたすら考えていました。誰かがこの感じについて何かひとこと言ってくれればいいのにと思っていました。

　この奇妙な感じとともに，多くの変化がやってきました。私は今や自分のリハビリテーションカウンセラーやケアマネージャーとし

て信頼していた人の，同僚となりました。わからないことがあまりにも多くありました。現行の規定，手順，倫理の中で，私はどこにあてはまるのだろう。自分の病気について，同僚たちと話すことができるんだろうか。同じ施設の利用者である私の夫が受けるサービスに，どんな影響があるのだろうか。

　当事者である友人や仲間たちは今や私のクライエントです。仲間たちとこれまでしてきた同じことを，これからも同じように続けていいのだろうか。一緒に過ごしてもいいのだろうか。その人たちは何といっても友達であり，私が余暇を一緒に過ごすのもその人たちなのです。私の電話番号を知っていても，電話しないように言わなければならないのだろうか。

　私は多種多様な役割を持っていたわけですが（家族の一員，地域の活動に参加する一住人，当事者，あるいはひとりの労働者），一つの役割から別の役割へ移るのは，ほとんどの場合曖昧さがなくスムーズでした。しかし，それが一大事だったこともあります。母親，妻，あるいは教会のメンバーという役割は，とてもはっきりとして疑いの余地がありませんでした。しかし，わたしの当事者としての役割，つまり，当事者からピアスタッフへ，そして，スタッフの一員へという役割の変化は，しばしば，輪郭のはっきりしないぼやけたものでした。特に難しかった点が，いくつかあります。

　当事者ではない同僚と仕事をしている間，私はその同僚らと同等ではなく価値が低いという感じがしました。私を正職員として雇ったことは間違いではないと，同僚達に対して証明しなければならないという思いがありました。同僚達や上司に，私は仕事ができる，完璧にこなせると思ってもらいたかったのです。朝は他のピアスタッフたちと同じように早く来て，夜は遅くまで残っていました。業務外の外出やプロジェクトにもボランティアで参加し，ついに，自分にとって必要な休みや個人的な時間をとることさえ，自ら拒むところまでいってしまいました。私がとても強い職業倫理を持っていたにしろ，自分に対し，非現実的な期待，誰がやってもこなすこと

は不可能だろうと思われるほどの期待を抱いたのです．しかし，そういった目標が達成できなかったとき私が感じた罪悪感も，期待が高かった反面，強いものでした．

　もう一つの難問は，ピアスタッフという役割に関しての，守秘義務と倫理的な問題でした．仲間との会話の中で，医療的な介入が必要とされるような話題になることがありました（たとえば，服薬をやめたり，別の薬を飲むことに決めた，といったようなことです）．こういった秘密の情報を他のスタッフと共有することが，当事者の権利を侵害することになるのかどうか，決めなければなりませんでした．

　ピアスタッフとしてしばしばとてもつらかったのは，自分が友人だと思っている人たちに対して，「悪役」に徹しなければならない状況で仕事をすることでした．誰かがプログラムのルールを破ったような場合に，間に立ったりそのことに立ち向かったりするのは，特に難しかったです．「これは利害の衝突だろうか，私がサービス提供している当事者にとって最も良いことだろうか」と，常に自分自身に問い続けなければなりませんでした．自分が友人を裏切り，「彼ら」側（当事者ではないスタッフ）に寝返ったような思いをしました．

　働いている間に症状が出ると，とてもつらいことになります．これについては，他のピアスタッフたちと，何度も話し合いました．どんなに努力しても，再発は起こります．それがたまたま職場にいる時に起こっても，廊下をわたってクリニックの看護師やクライシスのケアマネージャーに気軽に会いに行くことはできません．治療規定に反するからです．かかわりのある上司，チームのスタッフ，それぞれ全ての関係者にとって，難しい状況になってしまいます．職場での再発は，医療介入を難しいものにします．病気を公表し情報開示に署名して同意することは，そういった際の助けになります．私たちはいつも，再発後，どうしたら体面を保ちながら職場に復帰することができるか考えています．

　リスクをとること，自分の限界を知ることは，繰り返し経験した

課題でした。波風をたてたり，あきらかな問題を指摘するのが怖く，なかなか自己主張できませんでした（「私がこう感じているのは普通だろうか，それとも，病気のせいだろうか？」と）。時々，自分の罪悪感を和らげるために，自分に限度を超える仕事を課し，本当に休みが必要な時でも，有給休暇をとったり，時間や行動を控えて先のために蓄えておいたりするのは気がすすみませんでした。

スペクトラムでの私の仕事は，指導したりサポートを提供すること，そして，揉め事の解決の手伝いをすることでした。自分の仲間と対立しなければならない状況に陥ることは，胸がしめつけられるような難題でした。そういった場合に争いごとの仲裁をするのが私の仕事でしたが，同時に，自分が大切に思う人間関係を必死で維持しなければなりませんでした。

さらなる課題は，いつどのような理由で職場や仕事上での理にかなった便宜をお願いしたらいいかわからなかったことでした。こういったことは，アメリカ障害者法[訳註2]によって保障されてはいますが，こういったリクエストをするのはとても難しいことでした。同僚たちに，私だけが特別扱いされていると思われたくなかったからです。そういった仕事上の便宜があれば，どんなに助かっただろうと思われるような場合があったにもかかわらず，私は他のみんなと平等な立場で仕事をしていると思いたかったのです。

最後に，現在の自分を認め，受け入れることができなかったことも難題でした。自分のストレングスや成し遂げてきたことを称えることは，時として，自分がそれ以上の成功を収めたり，これまでの成果を損なわず生活していくことができないだろうという恐れをも意味していました。これは，自分がうまくいっていなかった時を思い出してしまうことに関係していたと思います。当時は，「もし昔に戻ってしまったら，そこから抜け出すことはできないんじゃない

訳註2　アメリカ障害者法：障害者の社会参加に対するあらゆる差別を禁止した法律。1990年に制定。雇用や交通機関，施設の利用などの諸分野における障害者の機会平等を保障する。

か」という考えが調子を崩す引き金になっていました。そんな時には後戻りしてしまうこともありましたが，同僚たちの助けやその他のサポートによって自分を取り戻し，再びもとの道に戻ることができました。

発見

　時々，自分はまったくの当事者というわけでもなく，かといってまったくのスタッフでもないと感じることがあります。当初は道がないところに自分をあわせようとしていました。他のピアスタッフの同僚たちも私も，パイオニアとしてやってきました。立ちはだかる壁や困難な状況が降って湧くたび，それらに対処してきました。そして，私たちはそんな時スタッフとしてとても効果的だったと思います。

　ピアスタッフが直面するさまざまな難問にもかかわらず，どうしてそういった立場で仕事をするリスクをとったのかと，不思議に思うでしょう。そこから得られるものが，数々の困難に勝るものだったからでしょうか。私の場合，そう言えると思います。私は今，より強い人間です。そして，自分が仲間たちや組織内に影響をもたらしたと信じています。ますます多くの仲間たちが一歩を踏み出し，ピアスタッフという役割をとるのを見ると，誇りに思います。難しい経験だったことは認識していますが，仕事をうまくやれたときの満足感がどれだけ計り知れないものかも知っています。

　学び，発展し，探索し，成長することは全て，プロセスです。私たちの組織では早くから，ピアスタッフの役割や，それが個人的なレベルや組織全体に，また，当事者に与える影響について，開かれた率直な話し合いを始めていました。組織の指導者層も早くからの話し合いをサポートしていました。このことが，私たちが組織内で成功してきたことに主要な役割を果たしました。ピアスタッフの雇用に関して期待すること，懸念すること，そしてその姿勢について

話し合うため，スタッフと当事者がともに参加するフォーラムも開きました。全ての人が常に同じように感じていたわけではありませんが，開かれたコミュニケーションと寛容な雰囲気は，私を癒し，自分自身の役割を安心できるものにするための手がかりになりました。

ピアスタッフの誰もがこの仕事を自分の「活かしどころ」だと思うわけではないでしょう。同様に，「普通の」スタッフを雇うからといってそれが常にうまくいくわけでもないのです。私たちがうまくやってこれたのは，さまざまな問題についての対話を続けたからだと考えています。私の組織では，ピアスタッフの雇用を大層なこととして扱いませんでした。ただ単に，雇用したのです。硬直した専門職の境界線(バウンダリー)から一歩踏み出し，そのリスクを負ったのです。ある同僚は，お互いが経験した成長について話し合っている時，こんなふうに述べていました。

> 私たちがうまくやってこれたのは，何か問題が起こるたび，それについての語り合いを続けてきたからだと思います。問題を回避しようとしたり，カーペットの下に掃き入れて隠したりしようとしなかった。それについて深く探り，新しいものを生み出すという自由があったでしょ。お互いのお互いに対する信頼を作りだして，ピアスタッフは組織から学び，組織はそれ以上にピアスタッフから学んだ。ピアスタッフを雇うという話だったら，私はもう一度ためらいなく乗り出すでしょうね。
>
> （2001年1月30日，ローリ・デヴィッドソンとの個人的会話より）

自分がかつて受ける側であった精神保健サービスを提供する側になるという変化は，実際怖いことでした。しかし，それは私のウェルネス，そして仲間のピアスタッフのウェルネスへの隠された鍵でもありました。

最初に雇われたとき，この仕事をきちんとこなせるかどうか，自信

がなかった。5年間仕事をしていなかったしね。恐れていたのは，その仕事に就いたら，今までの医療カードも保険も失い，経済的援助を受けるための唯一のものを失ってしまうということ。「もし台無しにしてしまったらどうなるんだろう？　クビになってしまう」そこで，サポーターたち，つまり私以上に私のことを信用してくれている人たちに頼った。そして，とにかく試してみることにした。仕事を覚えるため，何でもしたし，時間外の仕事もよくしたね。よい仕事をしたかったからね。

（2000年12月17日，デニス・ベインハムとの個人的会話）

　私たちのほとんどは，人生において自分と似た経験をした人によってサポートしてもらうのは，いいことだと認めるでしょう。自分のことを一義的には当事者だと見ている私には，精神疾患が人生に与える破壊的な影響が理解できます。サービスを受ける側としては，精神保健のプロの貢献と才能とが必要とされ，価値あるものだということを知っています。私は，自分の肩には天使がとまっているに違いないと心底信じています。なぜなら，サービスを受ける際，協力的で思いやりがあり，献身的な人たちが周りにいたという幸運に恵まれてきたからです。

　最初に精神保健サービスを受け始めたとき，私にとって専門家とは，全ての答えを持っている人たちでした。落ち度のない人たちだと思っていました。私の面倒をみることが，専門家たちの仕事だと思い，偶像化していました。人間的な面をみることはほとんどなく，その人たちが抱えている問題や困難，あるいは喜びさえ，知ることはありませんでした。私にとっては不可思議な存在でした。「助ける人」「助けてもらう人」というたった一つの関係性の中でしか，その人たちを見ることができなかったのです。自分だっていつか同じ分野で働くことができるようになるだろうなどとは，想像もしませんでした。個人的には，ピアスタッフが切り崩した壁はまさにこの点だと思っています。私のチームの一人は，このことを最もうま

く説明しています。

> ピアスタッフが道を示してくれたんだと思います。6年の間，同じチームで隣に並んで働いてきた。彼らは私の友達です。こういった関係は，私にとって閃きであり，そしてチャレンジでもありました。ある種の臨床医たちはまるで万人に知られてはならない何かの秘密でもあるかのように，専門の近寄りがたい雰囲気をまとっているものだけれど，利用者さんたちはそういったものを見透かすことができるということも，学びました。「ピアスタッフ」という言葉は，自分の病気を開示することを選びつつ，精神保健の分野で働くための専門的知識や技術を備えた人を表す，単なるラベルにすぎないと思うんです。ピアスタッフによって他の人たちのための道が切り開かれたのも事実です。でもたぶん，この「ピアスタッフ」というラベルは，より多くの人がその人の持つスキルや知識，あるいは，ピアスタッフ独特のサポートによって認識されるようになるにつれ，次第に意味を失っていくんだと思っています。
>
> （2001年1月14日，トーニャ・ヒンマンとの個人的会話より）

　ピアスタッフと，その仕事の対象である人々のあいだに，違いはありません。仲間たちは私たちのストーリーを知っており，私たちがつきあたる壁，乗り越えなければならない日々の困難について知っています。当事者は，ピアスタッフが病気を管理しつつ働いているという具体的な証拠，つまり，薬を飲み，クリニックに通い，ケアマネージャーと会い，リカバリー教育にかかわり，自分のための権利擁護もするという姿を見ることができるのです。
　当事者は，知り合いだったり一緒に入院していたりした仲間であるピアスタッフが，自分たちの人生において前向きなことをしているのを目の当たりにします。私はこれを信じうる希望と呼んでいます。ピアスタッフは，こういった希望の豊かな源なのです。輪の外に取り残されるのが好きだという人は多くありません。それは，仲

間によってサポートされる人たちにとっても同じことです。他の当事者たちは，ピアスタッフがどのようにしてその仕事をするようになったか，現在の状態を乗り越えるために自分が何をしたらよいのかを知りたがります。その気持ちは人から人へと伝染していきます。ピアスタッフは，やる気を起こさせる動機づけとして，応援団のチアリーダーとして，ロールモデルとして，そして同時に友人として，仕事をするのです。

　ピアスタッフはまた，「難しいあれこれ」について話すことができる「安全な」相手だと見られています。ピアスタッフと当事者の間には，プロのスタッフに比べてより高いレベルの信頼感があると信じています。当事者の多くは，精神的身体的な症状について，また服薬や副作用について，より気楽に話すことができます。揉め事や日々の生活におけるストレス，またそれを扱うスキルについても，ピアスタッフとの方が話しやすいのです。スタッフと話すのはタブーであると思われるようなこと，たとえばその人の宗教や精神性に関することや性的なことは，ピアスタッフとの間では一般的により遠慮なく話題にされます。

　ピアスタッフの他の利点としては，仲間のニーズをとてもよく把握しているということが挙げられます。ピアスタッフはより寛容で忍耐強く，また融通がきく態度でいることが多く，利用者とかかわる際も，うまくいくことが多いのです。お互いをサポートしあい，サバイバルスキルを共有し，単刀直入にコミュニケーションをするといったことは，当事者に喜ばれることの多いピアスタッフの利点といえるでしょう。

❦ リカバリーストーリー

　私が最初に精神疾患の診断を受けた頃には，リカバリーの「語り方」を知りませんでした。自分がうまくやっているかどうかを，病院や他の治療施設の外で過ごす時間の長さで測っていました。ま

た，子どもの親権を保持すること，受取人であること，自分の住まいで生活すること，そして精神保健センターのデイケアプログラムに参加すること，といった物差しで，自分がうまくやっているかどうかを測っていました。私や同僚たちは，こういったことを「安定」している証として話し合っていました。これは単に維持にすぎないと，今では思います。

　14年前と違い，私たちは今「リカバリー」という言葉を使います。私にとってのリカバリーとは，ウェルネスに関することであり，自分の人生・生活上の選択に責任を持つことであり，その選択をしたことにより必然的に生じる結果を受け入れることです。リカバリーは人によってさまざまで，全ての人がその人特有のリカバリーをしています。なぜなら，誰もが皆，自分自身の人生の旅路を歩んでいるからです。リカバリーとは，小さな一歩を踏み出し，可能性の印を感じ，そして道のでこぼこを乗り越えていくというプロセスだと考えています。そして私のスピリチャルな旅と，平行したプロセスでもあると思っています。

　リカバリーという考え方に強い影響をうけ，私は自分の人生に再度焦点を当てることができました。自分の病気をより広い視野から見るようになりました。自分の人生には他の役割もあるのだということが，今ではよくわかっています。リカバリーという考え方のおかげで，それぞれの役割において自分には選択肢があることを知り，その中から選択することができるようになりました。それは，私の精神疾患をはるかに超えるものでした。チャンスと新しい発見の数々へと続く道がひらけたのです。

　さらに重要だったのは，リカバリーによって再び希望を，すなわち，自分で設計した将来に対する信じうる希望を持つようになったことです。リカバリーは人生を正常なものにしてくれました。それは精神疾患という世界を超え，自分の世界を広げるきっかけとなるものでした。

　リカバリーは，精神疾患をもつ人々にサービスを提供する精神保

健システムのありかたに対し，挑戦するものでもありました。私の上司はよく，以前はどうだったか，そして，特にリカバリーという視点の到来によって，専門職らの意識が変わったことについて語っています。

> 私たちは現在，リカバリーは安定すること以上のものを意味していると理解しています。長い間，私を含めたメンタルヘルスの専門職は，当事者に薬を飲み，入院しないようにし，静かにして問題を起こさないようにと言ってきました。安定こそが目標だったわけですから。でも，それで十分だったでしょうか？　ホームで静かに座り，日に3度の食事をとり，薬を飲み，毎日同じ時間だけ眠るということで，十分なんでしょうか。いいえ！　そんなことはないんです。実際，退屈で意味のないことですよ。リカバリーとは，人生を楽しむことにつきます。当事者運動は，将来に対して希望を持ち人生に意味を持たせることが，ただ単に可能だというだけではなく，全ての人にとって欠くことのできない本質なのだと教えてくれたんです。
>
> （2000年12月19日，デボラ・ハートマンとの個人的な会話より）

リカバリーという考え方によって，精神保健センターはもはや，単に当事者が来てグループ活動をするプログラムを提供するだけの場所ではなくなりました。地域に根ざしたサービスを考え出さざるをえなくなりました。サービスの目標や計画を，当事者を中心に据え，あるいは当事者とのパートナーシップのもと，一緒になって考え，作りあげていくのです。これが地域との一体化という考え方です。

ワイアンドット精神保健センターでも，現在ではいろいろなクラスを通して，利用者がリカバリーについて学べる機会を提供しています。「希望の旅」は9週間のクラスで，個人のエンパワーメントを通してスティグマの悪影響に立ち向かう方法としてのリカバリーに焦点をあて，また，個人的，社会的，環境的，そして精神的なつながりをどのように再構築するかについても焦点をあてています。

「三つのRプログラム：リラプス（再発），リカバリー，リハビリテーション——精神科リハビリテーションへのウェルネスアプローチ」は，12週間のコースです。精神科の看護師が教えており，教育とエンパワーメントは精神疾患を理解・管理するための鍵であるという考え方に基づいています。当事者，スタッフ，家族らが，神経生物学的な脳の疾患について学び，こういった病気の本質，経過，そして治療についての最新情報を提供され，同時に個人や家族が自らについての認識を深める機会となっています。

WRAP，すなわち，元気回復行動プラン（Copeland, 1997）は，自分が元気でいるために作り出す個人の生活プランです。このプランでは，自らの健康状態を観察し，不快でつらい症状を認識しておくために，日々の「やること」リストを作りあげていきます。また，クライシスの時のプランや，その際必要となる個人的な指示についても，あらかじめ用意しておくことができます。

༄ サポート

近年，ピアスタッフのためのサポートがますます増えつつあります。個人的にはWRAPをつくり，自分のサポーターたちとそれを共有しています。私のいる組織では，他の人と一緒に，ピアスタッフのためのサポートグループを週一度開いており，他の二人のピアスタッフが開いている，コーピングスキルのグループにもかかわっています。S.I.D.E. という地元の当事者運営の組織に参加し，可能な時には他のサポートグループにも通っています。私は自分の神経生物学的な脳疾患について基本的な知識を学び，希望，自立，自分に責任を持つこと，自分のために権利擁護すること，引き金になりそうな状況や症状を自分で管理すること，バランスを保つこと，そして自分のサポートシステムを広げていくことが，いかに自分のリカバリーの過程を豊かなものにするかを学んできました。

精神保健サービスの利用者のための，ピアスタッフ（CAPS:

Consumer as Provider）訓練プロジェクトは，カンザス大学社会福祉学部により立ち上げられたものですが，これは福祉の分野で働くための援助スキルを身に付けたいと思っている人たちにとっては，すばらしい機会となっています。CAP のクラスでは，基本的な援助やコミュニケーションの技術，個人のストレングスに基づいて行う福祉の仕事について，文化的多様性，精神保健ケア，職場文化，雇用者の期待，キャリア開拓，職場の環境において適切な配慮をしてもらうこと，そしてサバイバルスキルについて，学びます。このクラスの学生たちはそれぞれの訓練期間中，地元の精神保健機関で，学生本人とその機関の両方のニーズを基に計画された実務研修を経験します。

> 私にとって，CAP の研修にかかわることこそが，精神保健の分野で働くことでした。当事者について，服用している薬について，よりよく理解するのに大変役に立ちました。自分にとっての新しい扉を開けるのにも役立ちました。当事者とどうやってうまくやっていったらいいかを，教えてくれました。
> （2001 年 1 月 12 日，M・キャシーとの個人的会話より）

⌘ 最近の流れ

　連邦議会では 1990 年代を「脳の 10 年」だと宣言しました。米国公衆衛生局長官による最初の精神保健についてのレポートが全国にむけて発表され，「最もよく守られてきた秘密」が打ち破られています。（U.S. Department of Health and Human Servises, 1999）健康レポートの中では，メンタルヘルス上の懸念がある場合，それぞれが治療をうけるよう奨励されていますが，それはこれまでになかったことです。実際，このレポートでは以下のデータが強調されています。

　　a.　精神の健康は，健康全般において大変重要である。

b. 精神疾患は，紛れもなく健康上の一つの状態である。
c. 精神疾患に対する治療はいろいろなものが提供されており，効果を挙げている。そして，幅広く多様な治療が利用できるようになっている。
d. スティグマは，精神疾患が治療可能な健康上の一つの状態であるということへの理解を妨げ続けている。スティグマのせいで，人々は地域の一員となることを妨げられ，社会生活，仕事，そして独立した生活から遠ざけられている。スティグマのせいで，一般市民はケアと治療のための支出に消極的であり，ひいては，当事者がサービスや社会資源の利用をしにくくなり，また，治療を受けにくくなっている。
e. 当事者や家族によるより強い運動が沸き起こることによって，精神保健プログラムの姿とその進むべき方向は，来る数年の間，改善を続けるだろう。
f. 当事者が運営するプログラムや，セルフヘルププログラム，そして当事者自身による権利擁護の育成に重点をおくことが，サービスと政策に前向きな発展を促すだろう。
g. リカバリーの観念は，精神疾患がもたらすものについての新たな楽観主義を反映しており，その中にはリカバリーが個人のセルフケアの努力を通して得られることが含まれている。リカバリーはまた，精神疾患を持つ人々が，それぞれが選択した地域で，関心事への参加の十分な機会をもたらすものである。

(U.S. Department of Health and Human Services, 1999)

「ピアスタッフ」というコンセプトについてより深く振り返ってみると，自分自身の役割が変化し進化してきたことに思い当たります。カンザス州では現在，当事者問題・発展局（Office of Consumer Affairs and Development）が創設されています。州ではまた，当事者諮問委員会を設立しました。社会福祉やリハビリテーションのサービスとパートナーシップを組み，当事者の声を聞き，精神保健福祉

に関わる全てのエリアを通して，当事者の代表が参加すべき時が来たというメッセージを発信する仕組みを作るためです。

　過去には，当事者が精神保健の委員会や審議会に代表としてかかわることはほとんど，あるいはまったくありませんでした。幸いなことに，こういった傾向は変わりつつあります。私は現在，州全体をカバーする当事者諮問委員会の委員を務め，そして，オサワトミ州立病院の市民による諮問委員会には，私たちの当事者運営組織の代表として参加しています。また，大人と子どもに対する精神保健サービスについて，その実績測定基準を開発する目的で活動している精神保健監視委員会の一員でもあります。私たちの州ではまた，当事者により運営されている州全体に広がるネットワークに対し，養成や相談への資金援助を行っています。

　こういった姿勢は，地域の精神保健センターにも次第に浸透してきています。私たちは現在，他の精神保健センターに先立って，当事者問題を扱う独立した担当者を，組織内に新たに置こうとしています。そして私はまもなく，当事者問題および発展のスペシャリストとして新たにその担当者となることが決まっています。とてもわくわくしています。その仕事には，当事者が参加し意見を述べる機会を確保するためのプログラムを企画し，調整・運営をするという役割も含まれています。私はまた，当事者に対してリーダーシップを発揮し，意思決定や計画設定にかかわることを後押ししていくことになります。そして施設や機関を無作為に抽出し，個人のニーズに応え，かつ，リカバリーやウェルネスを基盤にした考え方や実践に基づいて，当事者が適切に扱われているかどうかをカルテ審査することにもなっています。また，当事者諮問委員会の委員長として，委員会とセンターを運営面でつなぐ連絡窓口の役割も担っていきます。このポジションにつくことで，私はワイアンドット精神保健センターの代表としてさまざまな州レベル，国レベル，そして国際的な委員会と作業部会にかかわり，当事者意識を高め，各レベルにおける当事者の関与を推し進めていくことができるようになります。

🌱 私がここにいるわけ

　私はピアスタッフです。なぜなら，それが私の通ってきた扉だからです。ピアスタッフだということは，ある場合には大層なことでしたし，別な場合には，特に大したことではありませんでした。私はほとんどのプロの同僚たちと何ら変わるものではありません。私たちの仕事の本質は，それが何であろうと，利用者にとって最も大切なことを行うことなのです。個人的には，チーム作りをしていきたいと思っています。そして，人々を分かつものの間の架け橋となり，その過程において，私たちが通ってきたピアスタッフという扉との境界線を，あいまいなものにしていきたいのです。

　「ピアスタッフ」というコンセプトを振り返ったとき，自分が変わり，進化してきたことに思い当たります。今，私は自分の持つストレングスを把握しており，たまたま病気を持っているだけの人間として自分のことを見ています。私の夢は全ての当事者がリカバリーという視点をもつことです。

　私がピアスタッフでいるのは，私の経験を理解してくれる人々が持つ総合的なストレングスとパワーの目撃者だからです。当事者の仲間たちとつながっていると感じ，友情の気持ちを感じています。私の心の中には常に仲間たちがいます。私は仲間たちの困難を理解し，成し遂げたことについては喜びをもって讃えたいと強く思っています。私がピアスタッフでいるのは，自分の中にある信じうる希望を，他の人とも分かち合いたいからです。

　私が精神保健サービスを提供する仕事をしているのは，私が夢想家だからです。当事者である仲間の夢を信じ，それがどんな道につながっていたとしても，その夢に向かって喜んで一緒に歩んでいきます。奇跡と，そして，病気があろうと困難を抱えていようとそれぞれの人が持っている可能性とを信じています。適切なサポート，選択肢，そして機会があれば，人はとてつもないことを成し遂げることができると，知っているのです。

自殺は選択肢ではないと信じています。思い出しても恐ろしいし，そういった事態に陥っても，恐ろしくなります。綱渡りのような感じ，そして希望と絶望の間で引き裂かれる感じを，私も経験してきています。仲間たちには，もちこたえ，閃きを手にし，成長して人生を見出して欲しいです。自分のことを「〜以下だ」と言う人たちがいますが，私を最も感嘆させるのは，そういった人たちだということを，他の人にも，知っておいてほしいのです。

　誰もが，ウェルネスと精神保健について学び，自分の人生に対してさらに責任を持つという機会が与えられるに値する存在だと，信じています。チャンスを提供すること，計算されたリスクをとること，夢や目標に通じるあらゆる道を探ってみることの大切さを，強く感じています。正義，尊敬，そして尊厳を重んじることが，私の信条です。私は自分が尊敬されるに値し，最もよいものを求める資格のある人間だと信じています。

　私は闘志あふれる人間であり，サバイバーです。自分が私の地元からスティグマをなくすためのきっかけになり得ると思っています。自分自身を「精神病」という役割の範囲内で見ていると，よい生活を送りたい気持ちが萎えてきてしまいます。スティグマは，人の心の深い部分を傷つけるのです。黒人女性として，私はこれまでずっとスティグマに直面してきました。しかし，他の何よりも耐えなければならなかったのは，精神疾患というスティグマでした。私は，他の人々を教育し，私の近所や地域に住む人たちに，私や仲間たちがただ単に病人というだけの存在ではないと知ってもらうための手助けをすることが自分の義務だと信じています。

　私が働いているのは，リカバリーを信じているからです。仲間たちに生きる喜びを見出だしてほしいからです。私自身，いろいろなことをし続け，成長し，そして貢献していきたいからです。福祉の分野でキャリアを持つことが，神様が示してくれた運命であり私の人生の旅路であるからこそ，私が今日ここにいるのだと，心の底から思っています。今の自分には，他にいたいと思う場所は，考えら

れないのです。

❦ 謝辞

以下の皆様に感謝します。

- 初期のケースマネージャーのみなさん，特に，私を引き戻す手助けをしてくれた，ドーンとケイ。
- 私の職業カウンセラー，リサ。私が廊下に出て歩き始めるよう，背中をおしてくれました。
- 私のメンターでありロールモデル，とりわけ，友人であるトーニャとローリ。
- ともにパイオニアであるデニス。親友でありいつもそこにいてくれます。
- 光栄にも仕事をともにしてきたその他多くのピアスタッフのみなさん。皆さんの勇気は私に閃きを与えてくれました。
- 現在のケースマネージャー，パトリシア。私の視野を広げてくれました。
- 私の家族，ロニー，O. J.，シェリー，そしてCee-Cee。最も素晴らしいサポーターたちです。

文献 REFERENCE

Copeland, M.E. (1997) Wellness recovery action plan. W. Dummerston, VT: Peach Press.

Moller, M.D., & Murphy, M.F. (1998). The three R's program: Relapse, recovery, and rehabilitation...A wellness approach to psychiatric rehabilitation. Nine Mile Falls, WA: Author.

National Alliance for the Mentally III (NAMI). (2001). Facts and figures about mental illness [Brochure]. Arlington, VA: Author. [Available online at http://www.nami.org/fact.htrn]

U.S. Department of Health and Human Services. 1999. Mental Health: A Report of the Surgeon General. Rockville, M.D.: U.S. Department of Health and Human Services, Substance Abuse and Mental Health Services Administration, Center for Mental Health Services, National Institutes of Health, National Institute of Mental Health.

第1部　リカバリー・ストーリー

第3章
虹が語り，太陽をつかむ場所
──本当の私の色を見つけだす
　　トゥルー・カラーズ

▶シュゼット（スーザン）・マーク
SUZETTE(SUZAN) MARK, OTR

要　約 SUMMARY

　一般的に精神疾患として知られる，神経生物学的脳異常を抱えて生きていくために，リカバリーとウェルネスに向かって日々努力していくことが必要となります。この論文は，精神の病いを抱えた一人の作業療法士の軌跡の物語です。彼女は自身の「リカバリー」への道を「発見」（ディスカバリー）の道と呼んでいます。それは能力や可能性ではなく，弱さや困難さを強調する旧来のモデルと出会ったときにも，彼女の真の素質や才能（ストレングス）を発見させてくれたからです。このリカバリーの旅は，研究に進歩を，サービスに変化をもたらして，リーダーとなるべきコンシューマについてさらに焦点をあてていくことになります。そして利用できる手段や資源を増やしていくことで，病気にもかかわらず意義のある活動に参加しながら，目的のある人生を生きるために，より積極的に生きる道を拓いてくれるでしょう。この論文が，精神保健サービスの提供者や利用者として，自身の治療の道程で一つの有効な手段として他のセラピストに利用されることを願っています。

キーワード KEYWORD

　WRAP 元気回復行動プラン，ストレングスモデル，解離，ピアスタッフ，双極性障害

▶　シュゼット（スーザン）マークはカンザス大学の卒業生である。

それはシカゴ市でも最も寒いある一日——1963年1月21日のこと。私の母は病院に戻っています。どうやら今度の陣痛は本物のようです。とうとう私が産まれました！　3番目の女の子で，私の両親だけが興奮しています。どこもかしこも健康そう。手足の指は全部揃っています。腕も足も丈夫そうだし，せかされなくてもしっかり食べています。母は，何カ月も，自分の赤ちゃんが健康でありますようにと心配して祈り続け，ようやく安心できたのです。（この時期はいわゆるDESベビー[訳註1]の頃で，誰もこの恐ろしい出生異常の原因がわからず，親たちは自分の赤ちゃんが影響を受けないかと怖がっていたのです）

　1963年秋。ケネディ大統領が瀕死の重傷を負い，季節はまた冷え込んでいます。私の成長は止まり，悲鳴をあげ続けていました。再び病院に。看護師は交代で私をゆすって寝かしつけようとします。（うーん，スタッフにOTがいて何か言ってくれたかどうか？！）私は眠らず，ただ叫び続けていました。医者は食物アレルギーと診断しました。山羊の乳を飲み，かなりよくなります。小さなお腹がふくらんできて，肌ももう赤くなりません。でも私は周囲と穏やかに交わるのがとても難しいことになっていました。周りの人は，私とうち解けることが大変だったのです。私は，誰もが次々と喜んで寄ってくるようなタイプの子どもではないのです。ことに私が泣き叫んでいる時には。

　私は4歳になりました。3歳になるまで言葉を話さず，私にとっては全てのことが不安で，イライラの種です。私はエネルギーがあり余っていて，迷信深い祖母は魔王が私の中にいると思っています。ある日の午後，私はある種の発作で昼寝から目覚めます。その発作は，一時的に脳葉での活動がおかしくなる類のものです。4歳で，手足がとても重く感じられたり，身体の外にあるように思えた

訳註1　DESベビー：流産防止剤としてアメリカを中心に1940年代〜70年代に使用されたジエチルスチルベストロール（DES）の影響を胎児期に受けた子ども。

シュゼット（スーザン）・マーク

065

第3章　虹が語り，太陽をつかむ場所

り，実際にはそこにないものが見える，というようなことがあると想像できますか？　母に話そうとしました（説明することはとても難しくて，わかっていることは，自分がすごく怖がっていることだけでした）……誰も何が起きているのかわからないし，皆は普段どおりにやっているだけなのです。私だけ，もう頭の中でも身体の中でも何もちゃんと感じられないのです。いつ突然に物事がそんなふうに，変に思える時が来るのかわからないのに，遊んだり笑ったり，普通にやっていくなんて，大変なことです。

　私は7歳，そして，8, 9, 10歳になり，学校恐怖症で多くの問題を抱えています。学校が嫌いというのではなく，学校で蛍光灯の下に座っていると，私に奇妙なことが起こるのです。この感覚は，何百人もの生徒たちと体育館で「面白い」特別なイベントのため座っていなくてはならない時にもよく起こります。ランチタイムの賑やかなカフェテリアにいる時，スクールバスに乗っている時，そして校庭で遊んでいる時も。実際は怖いというよりも，頭の中で嫌なことが起きているので，学校が恐ろしくなり始めています。学校だけでなく，教会やお店や，時には家にいる時でさえ，嫌なことが起きます。私は，家にいて静かな場所にいる時——特に日記をつけている時——に気持ちが落ち着き，自分を取り戻すことがわかってきました。私はよく学校を休むけれど，成績はかなりよいので，誰も気づきません。学校でも殻に閉じこもっていて，友達もなかなかできません。自分の体の中に注意を払うべきことが多く，周りで起きていることはほとんど見逃していました。

　11歳，私はいっぱしのレディーです！　ホルモンがでて，耳にピアスをつけたいと懇願しています。私は友人たちと電話でおしゃべりします。長いこと。私は馬，チェロ，そして私の家で一緒に暮らすことになった小さい里子たちの世話を焼くことに忙しくなりました。まだ奇妙なことは起きますが，それにはだんだん慣れてきました。ある夜までは。ベッドに横になっている時，身体の外でこの大きな幻覚が起きました。寝返りをうったり，祈ったり，頭の中で

歌ったり，深呼吸したりしましたが，おさまりません。私は叫んで母を呼び，最後は病院でおさまりました。「不安」ですねと先生は言い，何種類かの薬を投与されて，私はそのまま 3 日間，断続的に眠り続けました。私は疲れ果て，恐れと混乱のまま目覚めました。誰もわけがわからないようで——実際，そのことについて誰も話したがりません。私はそのことを自分の中に収めて，内面の苦悩を抱えて思春期を生きることを学びます。その苦悩は，徐々にひどくふさぎこむことにつながり，また，何の前触れもなく，かつ予測できないほど長く続く，たくさんの奇妙なことが特徴でした。私は医者を信用しないようになります。彼らは私のいうことはちっとも理解せず，私の両親とだけ話し，「ストレスがあるだけですよ」などと言うのです。私の兄妹にはそんなにストレスがないというのだろうか？

　私は高校生。私のホルモンは正常に機能しています。16 歳，17 歳は本当にハッピーです。蛍光灯の明かりや，騒音や，刺激的な場所にはいまだに慣れませんが，できるだけ避けて通ることでずいぶん楽になっています。落ち込んだり，不安になることはあります。詩や日誌をたくさん書きました，そのことが本当に助けになっています。黒や白の鉛筆や木炭で書くことで，自分の気分を映し出し，内面の混乱を表現します。誰も見ることのない，けれども私の魂を予測不能かつ凶暴に荒廃させる私の心を。これらの，私の子ども時代の多くを奪い取ったものに，自分では気づいていなかったのは幸いなことでした。とても幸せで，元気な時もありました。そんなとき教師の幾人かが，私の母と校長を交え「アルコールの問題」に違いないと話し合うこともありました。（ふん，そんなのただの診断のついていない躁状態よ。私に構わないで。この何年間かたいした影響がなかったから，むしろそのハイな時間に浸っていたの）結局私の成績は良かったし，誰もそんな疑いを証明できなかったので，やっと私を許してくれました。友人二人は私がドラッグをやっていないか怪しんで，立ちはだかってきました。私はやっていないし，

ドラッグでないならどうしてそんなエネルギーがあるのか，と問う彼らの困惑した表情を見て笑ってしまいました。私はクラスでお行儀が悪くて，あっちに行ってと言われてしまったりします。あまりに興奮しやすいのはおかしいと思いますが。私にはおもしろいことがありすぎて，私の突飛な行動が私の成長に傷跡を残すなんて考えもおよびませんでした。大事なことを理解しないとか，判断力が乏しいとか，本当の自分でない誰かになるという，ちょっとした現実感の分裂があるとかって，普通の思春期にあることじゃないのかしら。

　高3の半ばを過ぎた頃，クラスの男子が私の食べ物にドラッグを入れました。彼はすごく面白いことになるぞと思ったのでしょうか——かわりに私は本当に，本当に，とてもひどい病気になり，私の生活はそれ以降がらりと変わってしまいました。私のすでに不安定な脳内化学物質はこの時以来，その不快なものを見せて，とても，とても，長い間私を苦しめ続けました。嗅覚と視覚の幻覚はひどいものでした。「フラッシュバック」ですねと言われます。一体どういうことなのかわけもわからず，いつそれが起こるのかもわかりませんでした。私は不安でした——というよりむしろ恐怖症と言うべき状態です。人前に出たり，食べ物を食べたり，車に乗ったり，仕事に就いたりするのが恐ろしいのです。移動することや高い所など，とにかく怖いことばかりで，私の生活の範囲はどんどん狭くなっています。家で母のそばに座っている時，建物の中でひとりで静かにいられる時だけが安全な時です。——脳の中でこの怪物が起き出したとしても。私の頭の中の怪物は，すでに私の社会的発達を台無しにしてきました。悪くなるばかりです。私は救いを求めて祈ります。「癒されて」この地上に再び「戻って」来られるようにと。願いは叶わないまま，私は疲れ果て，前よりもっと悲しく，不安になって，自分の存在自体が小さくなっています。もしかしたら，食べ物がこうも嫌な気分を起こさせるのかと気になり，信頼できるものだけを摂り始めます。こうして，後に医者が「神経性無食欲症」

と呼ぶ新しいブランドとも言える病気が始まりました。

　妄想と疑惑でいっぱいで，ひどくうつ的で，不安で，断続的に幻覚があり，解離症状を示している——これが，私が1981年に大学に入学した時の状態です。他の人たちは，新しい友人に出会い，新鮮な自由に満ちて，ボルダーにあるコロラド大学の巨大なキャンパスを闊歩しながら，これからの人生のため自分探しを一生懸命していこうかと磨きをかけているというのに。私は，集中することを恐ろしく困難にさせる悪魔をやっと撃退したところでした。私は医者に救いを求め，彼は私に精神科医を紹介しました。私は生体自己制御（バイオフィードバック）を学び，たくさんの検査を受けて，自分が「側頭葉てんかん」を持っていることがわかりました。そして，神経生物学的脳疾患（それは「精神病」の新しい言い方です。90年代になる前に，専門用語と理解が行き渡っていますように）に影響され続けていて，つまりこの女子大生にとって，生活は普通であるどころではなかったのです。

　大学生活は，私にとって戦いでした。私は過剰な刺激を避けるため，教室の後ろの方に座らなければなりません。集中するのが大変だし，うつの症状があったため，コロラド大のフットボール試合に出かけたり，友人と楽しく飲んだり，休暇に太陽がいっぱいの海岸に旅したりという快活な同級生たちから，孤立していました。あまりに長く，よくない関係の中にいすぎました。私は心理学や科学に魅力を感じて，ジャーナリズム専攻から離れ，存在の意味や行動の理由の裏にある実存の探求に向かいます。1986年，私は卒業しました。普通以上に時間がかかりましたが，それは，健康の問題が原因で勉強から離れる時間が必要だったためです。卒業後，二つのパートタイムの仕事をしていますが，本当に大変です。私の精神症状には参ってしまいますが，もうそのことは話さない方がいいとわかっています。私についたレッテルは，主流の医療分野において認められているどころではないし，それが私のカルテに記録された後，私にわかったのは，何となく違って扱われた——軽蔑的な皮肉の言

葉や無視があったからなのです。本当に具合が悪かった時が一度ありました。何週間か，ひどく喉が痛く熱があり，頭痛がしました。かかりつけの医者は何も検査しようとしません。全てストレスのせいと言い，もっと練習が必要とか，自分で物事をでっちあげているとか言うのです。私は誰も私の記録を知らない，別の診療所に行きました。ちゃんと人間らしく扱われて，私は伝染性単核球症であるとわかったのです。先生，ありがとう。

　1988 年，私は 18 カ月の間，うつと拒食症との恐ろしい戦いの中にいました。そのとき私は結婚していて，私の夫だけが他の州に仕事に行っていて，あまりうまくいっているとは言えません。いまだに妄想や解離が続いています。以前に経験した症状が出ないかと，とても恐ろしく，これからどうなっていくのかがまったくわからないのです。ストレスやら心配やら，何かに間違って対処したかなど気になって，私には悪魔がついているとしか思えません。私を取り巻く世界に集中しようとするのは困難でした。私はともかく役目を果たせることはできるのに驚きながら，でもやりました。私には，仕事から離れて入院する時間が必要でした。病院にいるのは嫌いでした。スタッフは失礼な人たちです——自分たちはファーストフードを持ち込んで，好きなランチを食べながら笑っている間，「私たち」には，病院のメイン食堂に丸く座らせて，私たちに配られた食事を，好き嫌いがあろうがなかろうが食べさせるのです（私たちがベジタリアンや，ユダヤ人や，低血糖，あるいは食べ物の好みが普通の人，そのいずれであろうがなかろうが）。職員は，食べる前と後に私たちにそれについて確認させるのです。私たちの食卓の周囲にいる「普通」の人たちが食事をやめ，注目して囁き合うというのは，とても屈辱的なことです。蛍光灯の光の下で，入院した時よりもさらに状態が悪くなり，私はがんばれなくなってしまいました。私は医療フロアに移されて，私のうつと羞恥心のスパイラルはどんどん下降していくばかりでした。私の担当の一人の看護師は，私がそんなに悪くなる前から私を知っていて，私の人生で何が間違って

そんなふうになってしまったのかを知りたがっています。私は眼を閉じてブラインドを降ろしました。そして彼女がホールで私の安静時の脈拍がたった40しかないことや，今，腎臓があまりよく機能していないことにどんなに気をもんでいるかと話しているのを，聞こえないふりをしていました。

　私はその場所を離れることにしました。医者は私の決心に賛成しません。私は少しの間両親の家にいました。病気はひどく，私はとても弱っていました。やせこけて栄養失調で気落ちしていて，孤独でした。私は，あまり食べない時には頭の中のつまらないものがおさまっていることに気がついていました。このランナーズハイのような感じは，ほとんど物が見えなくなるほど血糖が分解されるまでは続きます。私の身体は傷ついていました。すぐにアザができます。他の人がTシャツを着ている時，私はセーターを3枚着ていました。免疫組織は壊れ，私のキャリアも台無しです。結婚も破綻し，自尊心もなくなりました。でも少なくともほんのひとときだけ，悪魔は去り，戦いだけがあった長い月日の中に平和が訪れます。私は空虚なまま走り続けていますが，感情や精神や肉体は，人生が私に与えるレッスンの意味を探し続けています。私は決心しました。強くなること。行く手に待ち受けている戦いに挑むことを。私には，どんなに私の現実が傾いているのか，わかっていません。うつになったり解離したり，向かっていく目標のなさなどが普通ではないことに気づきません。私をとりまく世界にひどく反応してしまうのが，普通でないことにも。また内面的な妄想を持っていることも。私はただ何かが間違っているということと，どんなに再び正常に感じられるようにとがんばっても，何も役に立たないということがわかっただけです。

　私は何が間違っているのか，知りたいと思いました。図書館に行って神経学の本を勉強し始めました。近くの短大で，解剖学と生理学の講義をとっています。クラスへ車で送り迎えして，勉強の間も一緒にいてくれる友人ができました。病気のせいで，一人で何かす

るのは難しいのです。広場恐怖症がいまだに起きたりするし，もちろんひどい拒食も続いています。でも私は人体について教授たちが伝えるあらゆる詳細な内容を理解し，確認することに夢中になり，それ以外は眼に入らなくなりました。痛みがあまりにも強いときは，自分自身を輝く白い光と天使が見えるような変性意識状態に置く，という方法を学びました。不思議に聞こえるでしょうが，すごく安心できるのです。天使の羽が私を護ってくれていると感じられます。私には，同じ年ごろの他の人たちがどんな風なのか，それに自分が20代のほとんどの時間をどう失ったのかを知る手掛かりはありません。私は人が，抗不安薬以外について話していたことを思い出せません。薬は，レッテルを貼り，汚名を着せ，多くは依存的なものです。人は私に食べるように言い続けます。もっと自分を向上させたら，もうこの苦境に入り込むことはありませんよと。私はこれらのことでさらに孤立し，むしろ危険な場所に引き込まれました。もし自分の世界を変えるためにやれることがあるなら，もうやっていると思いませんか？

　私はもう少しだけ，仕事を探してみました。医者の助手の課程はどうかと言われましたが，断りました。病弱過ぎて無理だと思ったからです。最高レベルの看護課程を受けることにしました。友人の看護師が，もっと違うものがいいと私に言い，彼女が一緒に働いていて好きな人たち——作業療法士について教えてくれました。私はこの仕事を探し，私の町の病院で何人かの作業療法士をみてみました。私はこの職業に興味をひかれ，コロラド州立大学で必修科目をとり始めました。私は全てやりました。体重は恐ろしく減り，本当の自分はうつによって侵され，私の帰すべきところは勉強でしかないことが恥ずかしく思えてきたにも拘らず，私が貢献すべき何かがあると知った唯一の時でした。自分発見の旅の途中にいました。今まで出会ったたくさんの専門家たちが，精神錯乱という赤いレッテルで刻印した事柄の意味を，明らかにするための旅。また同じような戦いにあって頑張っている他の人たちを助け，私の経験を活かし

て何がしかいいことをしてあげる旅。この間にも入院が必要な出来事がありました。融通のきく上司に恵まれて，家から持ってきたいくつかの仕事をさせてくれました。二人のドクターは，他の人たちに私が一人では決断できないことをわからせようとしてくれました。力になってくれる人がいます。このことこそが，私が研究を進めていく上でやる気を増大させてくれるのに必要なものでした。そして1995年にコロラド州立大学で正式に作業療法の研究に入りました。

　作業療法についてよく知るようになる前でさえ，これこそが他の医療専門家たちがとりこぼした空白部分を補う仕事だと，私は心の奥底で思っていました。これは学校や家や仕事や遊びでの出来事や病気の時など，あるいは「標準」とはちょっと違うといった場面に目を向ける分野です。身体を，統合された自己として見る分野なのです。これは人を，無能力ではなく能力があるものとし，切り離してみるのではなく，一人の人として見る，理論・生物学・常識あふれる人間性の全てを使う分野です。絶えず障害を作り出すかわりに，パートナーシップを築いて，共にやっていこうとする人たちの手と手をつなぐことを恐れない分野です。

　1995年，私はひどい病気でした。摂食障害が私の存在を脅かしていました。うつで，何事もみじめにしか考えられません——そしてそれが私の素晴らしい日々でした。免疫機能はひどく抑制され，過去の記憶の抹消，混乱といった認識上の問題を引き起こしています。慢性疲労症候群と，線維筋痛症と診断されました。私は自分が病気と知っていて，学校が始まるためフォート・コリンズに向かう時に，栄養士，内科専門医，精神療法医，神経科医といった医療専門家のチームに治療してもらいました。私を魂の旅に導く牧師にも出会いました。二，三人の友人ができ，また私の病気についていくつかのことを教授に打ち明けました。私は，施行されたアメリカ障害者法について学び始めました。私は身体の健康に対して摂食障害がいかに影響するのかに焦点をあてて，援助申請をしました。伝染

性単核球症と，また言われました。授業に行くのに校内を歩きまわるのは無理なので，身体障害者用の駐車ステッカーが必要です。私は多くの時間を一人で過ごし，クラスメイトとうまくやっていけません。交流の場はほとんど持てません——特に食べ物があると。病気のことはクラスメイトには誰にも話しませんでした。自分のエネルギーのレベルが他の人たちとあまりに違うので，自分がだんだん落伍者のように思えてきました。ひどく恥かしくなりました。ちょうどうまい具合に，仲間のひとりが私に，ひどく痩せているのはどうしてかと聞いてきました。彼女自身が摂食障害から回復したところだったので，私の味方になってくれました。私は励まされて，大学ではすごく勉強しました。成績はよく，気持ちは強固でしたが，健康状態はまだまだでした。ときどき夜中に目が覚めて，私がどんなに克服しようと頑張っても，どんなに治療を受けても，この病気に完全に囚われていることに気づきます。私がこの全てから容易に抜け出せるようには到底見えません……でも，それだけは確実なことでした。

　大学を終えるのに1年余計にかかりました。なんとか知り合った人たちと一緒に卒業し，二つのクラスでの「卒業写真」で最後を飾りました。私の立ち直る力は次第に弱くなって，ときどき精神の病に負けそうになります。病気とわかっていますが，罪悪感，困惑，恥ずかしさでいっぱいで本来の道に手が届かないのです。私は，誰かが私を指さして囁くのを見るのに疲れました。「そうよ。私はやせているの。だから！？」と叫びたい気持ちですが，叫ぼうとすると声が出ません。私は離婚を経験していました。生きる気力を失いました。医者はリチウムを勧めました。それから精神安定剤も。運動を勧める人もあり，休息するように言う人もあります。あれやこれや勧められ……。心理社会的作業療法の授業では，教授が摂食障害について多くの授業をし，クラスメイトの二人が妄想を笑いものにしているのが聞こえました。私は全てに疲れました。誰かを信用して手を伸ばすことができないことに疲れ，精神の病を持つ人たち

の権利のために立ち上がる十分な勇気を持てないことに疲れました――私は疲れ果てて，それが自分が原因で起きているのではなく，身体の中の神経生物学的な異常なのだと理解することができなくなっていたのです。「自分自身を解決する」のに疲れ，ただ放っておいてほしいと願います。作業療法の研究を後悔し始め，今ここにある全てについて混乱して，先生たちをもまったく信頼しなくなりました。怒っているように，あるいは冷酷に響くかもしれませんが，作業療法を必要とする問題が真に意味することについて，多くの同僚が特に理解しているとは思えません。私には「患者」は「分析のための研究課題」と見られているように思います。私たちが彼らをクライエントと呼び始め，「私たちの言葉を観察すること」について学び始めた頃は，作業療法のことが好きでした。人々を尊敬すべき人たちとして扱うことに作業療法士が関わるとき，何かよいことが医療の領域に起きると思っていました。私はホリスティックな医療，代替医療の探求に前向きな都会で，マッサージ，瞑想，アロマテラピー，漢方薬，アメリカ原住民のスピリチャリティ，その他，健康と全体性についての，医療モデルではないたくさんのアプローチについて学び始めた――それこそが，私が実践したいと思うセラピーのやり方でした。

　私は，OTの学生として学んだことを自分自身に当てはめてみることにしました。何が私自身の生活に役立つ活動かを記録し，生活領域を分類し，私の病気を和らげる助けになるかどうかを試すべく「普通の」ことを一生懸命やり始めました。タップダンスやモダンダンスのレッスンを受けたり，友人の家の庭でハーブをいじりながら長いこと過ごしたりし始めたのです。また，執筆を始めて，大学新聞に医学コラムを書く仕事ができました。バレエとバルーンダンスのレッスンも受け始めて，ターンは神経系統を統合する助けになることがわかりました。私は以前より強くなり，確信を持てるようになり，羞恥心が減りました。私は，強くあることと，病気が私の生活を支配するような状態にならないようにすることを，とても気

をつけてやっています。まだ病気がどんなふうか，本当にはわかりませんが。

　私はレベルⅡの研修生になっています。この地域でやっていくには，特別な宿泊施設と優遇措置が必要でした。転居によるストレスは，私の健康にとって難問でした。私は，まだ私に否定的な態度をとる同僚と戦っていました。彼らは，私が怠けていると思っているのです。本当は全然そうではないのに。私は黙って泣きました。どうしてこの人たちは私がどんな病気なのかわかってくれないのか。この人たちのように丈夫な脚や健康な脳があって，私には届かない素晴らしい旅路につけるのをどれほど私が羨ましく思っているか。長期療養施設で最初の研修を始めた時には，何が本当なのか，もうわかりませんでした。身体障害の課程は，教室で学んだ理論に当てはめようと頑張ったにも拘わらず，難しいものでした。でも不思議なことに，私とスーパーバイザーが担当した多くの患者の心理学的，神経学的なニーズのほとんどは直感的に理解できたのです。私は研修を続け，外来患者の脳損傷回復プログラムで仕事をしました。再び私は，患者が経験する過渡期の情緒的な影響や役割変化に関する問題は，私自身にも深く繋がっていることを発見します。このこと以上に，抗うつ治療や幻覚や発作についてより多くのことを見出したのです。これほどリアルではありませんでしたが，これらの症状は私が以前直面したものでした。自分自身のケアがすごく必要な時には，患者さんに十分な注意を払うのは難しいことですが，でも私はベストを尽くし，完璧な成績証明書をもらうため，がむしゃらに頑張りました。私がどんなに病んでいるか，悪い考えがいつも頭を悩ませ続けるかを誰かにわかってもらおうとは思いません。それは，私がすることは何でも間違っているとする考え，私がするどんな動きも疑問視し，不適切だと感じさせ，私が元気に起き上がることを阻止するような頭の中を駆け巡る悪い考えのことです。

訳註2　レベルⅡの研修生：フルタイムの作業療法実習が課せられる。

1995年1月，私は作業療法士の国家資格試験を受けるため，デンバーに車を走らせています。私はまだすっかり元気というわけではなくて，最近も緊急治療室に2, 3回行きました。私の健康に何かつまらないことが続いていましたが，だいたい摂食障害だろうと見当をつけていました。解離やうつ状態によって，いい人間関係を築くための私の能力がどれほど損なわれたか，私の人生や夢や希望をどれほどだめにしてきたか，私の未来に影響を与えてきたかというような，別のつまらないことには気がついていませんでした。座って試験を受けながら，自分がよい臨床の作業療法士になれるのか本当はわからないという感じがしていました。私は何か研究をする方がずっとよいのではと思い，でもこの職業で私が熱望するように，何事に対しても信用を得られるようなるには，数年は実践者となることが必要だということもわかっていました。すごく集中した結果，3カ月後には，仲間と一緒に試験に合格したお祝いをしていました！

　1995年3月。私はカンザスで，長期療養に関わる仕事の面接を受けました。家からとても遠いのでためらいましたが，もう病気にはならないと心に決めていました。面接から1週間後，私はガンであることがわかりました。人生が人をひどく打ちのめすとき，傷を癒す用意がないことはままあるものです。拒食症は隠しようがありません。見ればわかってしまいます。でも，言いたくなければ誰にも話す必要はありません。治療は拒否できます。薬も，もちろん食べ物も。隠せばいいのです。十分管理していますと，自信に満ちて。自分の身体については25年の経験を持つ医師よりよくわかっています。自分についての栄養学と生理学の非公式な学位を取得途中なのです。電解質が切れて，何度か気が遠くなる。心臓もちょっとおかしい。そうしたら医師を呼ぶかスポーツドリンクを飲みます。そうすれば，病気であっても，命は元通り窮屈でちっぽけな自分に戻ってきます。でもガンとなると違います。私はとても混乱し，もう治療の必要がなくなりましたと医者に言いました。そして車に

乗り，海へまっすぐ向かいました。でもすぐにUターンしました。私にはこのことから逃げ隠れできないとわかっていたのです。医者は私に，よく聞くようにと言いました。このことで私のこれからがダメになるようなことにはさせないし，治療ができるし，私がきっと正しい選択をすると信じているし，摂食障害はガンとは関連していないので，そんなに自分を責めるのはおやめなさいと話してくれたのです。私は一晩救急室に入りました。私の医者はそこにはいませんでした。彼の同僚が勤務していて，自身のガン体験を私に話してくれ，よく聞いてねと言ってくれました。ちゃんと聞いて理解しました。また希望が出てきて，元気になるために，食事をとることにしました。でも医師のいうガンは「去った」としても，全体的には治療すべきことがたくさんあることはわかっていました。医師にそう伝えると賛成してくれず——うつのせいにされましたが。

　1995年7月，私はカンザスに移り，長期療養型施設で仕事を始めました。おっかなびっくりで，自信なし。でも張り切っていて希望がありました。作業療法の専門職のよき代表者になろうと願っていました。自分の最善を尽くそうと心に決めて。まだ食欲不振でうつもひどく——でも回復しようと自分で誓いを立てていました（まるで意志の力で全部できるかのように）。たくさんのことを学んで，できる限りいい作業療法士になろうと懸命でした。一緒にいる全ての人たちのためにも。私は職業をとても真剣に選びましたし，「一人の人（people first）」という観点で見ることを最優先事項としていました。私自身が数多く経験してきた過程であり，配慮の程度はかなりのものでした。老人たちが特養施設に入るために家を離れ，配偶者と別れ，自立心や健康を奪われる事態に直面する過渡期の問題について，他のスタッフを教育するため一生懸命働きました。老人たちが，車いすに一日中座り，ただ次の食事と寝る時間とを待つほかにすることなく，寂しい考えと，意味なく希望のない日々を送ることのないように，いろいろな方法を見出していけるように，懸命に目標を持った活動について活動部門で教えました。入居者の動向

を私独自に再調査してみると，少なくとも75％の人が抗うつ剤を投与されているのです。どうしてでしょう？

　約1年の間は，かなり順調でした。私はいまだにうつの問題を抱えていましたが，新しい友人もでき，仕事の後に一人で過ごす寂しい時間をつぶすものも見つかりました。いつ始まったのかわかりませんでしたが，私に，はやり立つ気持ちが戻ってきました。それは何をやるにも休息を決して与えてくれず，人生に幸福と意味と目的を見つけるべく，前へ前へと私を駆り立てるのです。ダンスの講座をとり，地方の大学の授業に顔を出し，教会やいくつかのボランティア活動に過度に忙しくしていました。食べることに対して儀式的になり，一日中本当にしっかり頑張らない限りは，自分に食べることを許さなくなりました。私の考えは過度に病的となり，同様に精神的に駆り立てられ，幸せがまったく感じられなくなってしまいました。ただ寂しく，孤独で，静かにならない精神状態に疲れ切っていました。甲状腺の働きに問題があることがわかりました。これで，駆りたてるものの正体は説明がつきます。1997年，一人の男性とお付き合いを始めました。摂食障害が再び始まりました。これが起こるとは，私はまったく予期していませんでした。

　1998年6月，私は教会で行う予定のワークショップのため，ダンスの練習をしていました。管理人がいて，私が踊ったり跳んだりする近くで床を洗っていました。彼は床が濡れているという注意の表示板をつけておくのを忘れていて，私は滑って転倒しました。後頭部をしたたかに打ち，後頭葉を損傷しました。これは治るのにしばらくかかり，幻視を含む視覚の障害が残りました。今の私なら，頭部のケガから何らかの後遺症が残るとどうなるかはわかります。作業療法士の臨床の仕事を続けていましたが，私の精神的な病から来るあらゆる症状のため，それはだんだん悪化してきました。さらに今はその頂点に頭部挫傷があるのです。私は仮病を使う人間ではなく，心気症でもありません。私がどんなに「元気そう」にふるまっていても，実際にはこの事態が起こるのです。でも元気であると

いうことは，心の病のような慢性的な事柄を抱えて生きる方法を知ることであり，絶対に症状が出ないようにするとか，それらを完全に克服できると思わないことなのだと，その時の私はわかっていませんでしたが，そのあとすぐに学ぶことになります。慢性的な病気は，日常にきちんと注意を払うことが必要なのです。糖尿病のように。

　1998年1月。私は霧の中にいます。病いのため，私はもう日々の生活と仕事をうまくやっていくのが無理になりました。私は現実から逃れ，小休止をとっていました。このことを話すのはかなり大変なことだし，また耐えるのもとても大変なことでした。私はある町におり，そこでは医師を含めた人々が皆，精神的な病いは行動面での病いであると同時に，多分に神経生理学的な病いであるということを理解していませんでした。私は嘲笑され，人間以下の扱いを受けました。カンザスシティに移ることで難を逃れました。そこで本当によりよい医療やサポートを受け，精神の病いについて学ぶ中で，まったく新しい冒険を始めたのです。——私自身のリカバリーという冒険を。

　私の気分が浮き沈みするのは，私が「双極性」だからだといわれます。カンザスシティにあるワイアンドット精神保健センターで，ケースマネジメントと精神病の治療，そしてカウンセリングを受け始めました。しばらくの間，私は治療を直接行う人以外，誰とも距離を置いていました。この方がより安心だったし，そこにいる他の人たちと私が共有できるものがあるとはあまり思えませんでした。省みても自分の病いや神経衰弱を，結局は恥ずかしく思っているとわかっていました。私は作業療法士の世界を十分に理解していませんでした。家族，友人，そして私の将来を失望させることになり，深い恥かしさを感じています。私は多くの時間を魂の探求にあて，祈り，しばらくは臨床の実践はやめると決めました。私の症状をなんとかしなければならなかったのです。

　入院治療を私の支援者の誰もが勧めてくれましたが，断りまし

た。私の大切な人も，私が入院するのを望んでいました。私はただ人生に目的を見つけようとし，また，意義のある活動に従事しようとして一生懸命頑張っているだけです。そのことが私の全ての問題を解決すると思っています。コミュニティカレッジのクラスに入り，また，地方の健康新聞で，自分の書く力を試そうとしています。病院が助けてくれるとは到底思えません。きっと薬剤を過剰に投与され，訴えは聞いてもらえないのです。スタッフは私を見下し，感情的，行動的に現れる私の症状に対して私を責めるでしょう。その時は気がつきませんでしたが，私の信頼に対する問題のいくつかは，病気による妄想のせいだったようです。

　私はともかく「よりよい」そして「有給の」雇用を再度望んでいます。でも作業療法士として働いていない今となっては，私が何者で，人生で何をしたいのか考えられません。これは辛い道程です。人生の旅路にはたくさんの小道があるとわかっていますが，脳の一部に問題があるため，私は一度に全ての選択肢を見て検討してしまいます。私はすごく圧倒された感覚に陥り，応募できるレベルの仕事でさえ，それを集中して選ぶことや，その仕事に就くことができなくなります。治療もいろいろやってみましたが，副作用に悩まされました。薬を止めたり，自分ひとりで試し続けたりしました。これが重い精神の病を持つ人の典型的なパターンとも知らずに。

　1999年1月。私は，カンザス大学社会福祉学部が提供する試験的なプログラムを見つけました。それはピアスタッフ（Consumers As Providers：CAPS）と呼ばれています。プログラムは，精神保健のサービスを受けている人が，メンタルヘルスセンター内で仕事を見つけるために，20週間の授業と実地研修で構成されています。クラスの学生は12人で，高校を卒業していない人から博士号を持つ人まで学歴の幅があります。何人かはまったく働いたことがなく，他の人たちは病気のために部門の辞職を強いられた専門家です。私たちは皆，職を求め，人生の目的を見出す機会を望んでいます。私たちは皆，自分の本当の才能を見つけるため，また宿舎つきで働

くとはどんなことなのかを理解するために，必死に努力しました。私たちはチャールズ・ラップ Chales Rapp の「ストレングスモデル」の元で勉強しました。それは人の弱さではなく，強みに気づくというものです。気持ちが沈んで，幸せな考えを浮かべたり前に進んだりする気力もなくなってしまったところに，希望をもたらすものです。ラップの実践と作業療法の学説には多くの類似点があり，「障害」よりも，人と可能性を第一に理解するプログラムであるという点で一致することを発見しました。

それはよい経験でした。実地研修はワイアンドット精神保健センター（WMHC）「ウェルネス」部門で行い，1999年6月にパートタイムの擁護者(アドボケーター)として採用されました。そこでは作業療法の方法を直接的には行わず，作業療法の学生の中で働き，深刻で遷延した精神病を持つ人と行う仕事の中で，私のOTとしての知識と技術を適用します。

私は幾人かいるメンタルヘルスのサービス利用者の一人で，サービス利用者ではないスタッフにはできない，特別な見識や経験を持つ従業員です。私たちは皆，以前サービスを受けた（あるいは受けている）場所でスタッフになるのがどんなに難しいことかを，直に学んでいます。境界線(バウンダリー)の問題が数多くあります。私たちの仕事の役割はストレングスモデルを実践すること，そしてスタッフと利用者との間に壁を築く恐れのある，「私たちと彼ら」という境界線(バウンダリー)を克服することです。できない人ではなくできる人として自分たちを見ること……自分たちを信用して平等に扱うこと……私たちがただ落胆させられているだけの時に，チャンスを与えること……これらは私たちの目標です。「ピアスタッフ」をやっていると，予期しないことがたくさん起こります。ある時，私はあるケースマネージャーに仕事のストレスと戦っていると話をしました。彼女は私の許可なく，善意で，私のスーパーバイザーにそのことを伝えました。こうして守秘義務は破られてしまうのです。数多くのミーティングや熟考を経たのち，同様の状況に関して，新しい方針が導入されました。

私の担当の支援スタッフが出席するミーティングに，私もスタッフとして出席しなければならないことも問題でした。この役割の複雑さといったら！　その他に私が苦心していたのは，満足な仕事を与えられていないという気持ちと，OTほどにはやりがいを感じないということです。宿舎があるおかげで仕事ができたのですが，スタッフとしての期待度は，ピアでないスタッフより低いと感じました。

　WMHCは仕事をしながら教育を受ける機会を与えてくれました。ワークショップや授業や勤務は私にとって一石二鳥でした——私がかかわるサービス利用者たちに対してと同様に，私自身にも生かせる教育です。特別に面白くて役に立つ12週間のコースは，「三つのR（The 3R's）」と名前がついています。リカバリー・リラプス（再発）・リハビリの頭文字です。一人の看護師（メアリー・モラー Mary Moller）によって考え出されたこのコースは，主な精神病（双極性障害・うつ・統合失調症）について詳しく述べ，それらがどんなものか，どう扱うべきか，再発を防ぐ方法は何かを教えます。脳の各部分について学び，健康になるための生活スタイルの改善についてディスカッションをするにつれ，私はまるで作業療法の学校に戻ってきたかのように感じました。私が使うもう一つのリカバリーの手段は，メアリー・エレン・コープランド Mary Ellen Copeland の作ったものです。「WRAP」（Wellness Recovery Action Plan：元気回復行動プラン）と名づけられた，人を力づけるこのコンセプトは，元気であり続けるために，引き金と症状を認め，大変になったとき実行する取り決めを前もって決めておくなど，自分だけのプランを立てることを教えます。これは，実質的には誰にとっても役に立つ素晴らしいツールです。私たちは人生において誰しも調子が良い時と悪い時を経験するのですから。

　私は多くを学びましたが，病気が再発したため，2000年3月に仕事を辞めなければなりませんでした。ウェブサイトの編集者として働くという仕事が見つかりました。一人で仕事をし，書くことに

集中していると，ひどい症状が大分軽くなります。頭の中で続く混乱から逃れるいい避難場所になるのです。私は深刻なうつで，私は自分が一体何者で，これから何をしたらいいのか，とても混乱していました。投薬治療を受ける必要があることはわかっていましたが，まだ戦い続けていました。けれど貯え分は使い果たしつつあり，困難な状況は目に見えていました。

　2000年8月。私はひどい悪循環に陥っていて，1週間入院することになりました。自殺につながるうつ状態と体重減少があり，心臓にまで異常を引き起こしたのです。それから2カ月間，摂食障害のためのプログラムに参加しました。私はバセドウ病（甲状腺機能亢進症）と診断されました。そしてそれが急な体重減少・震え・弱さ・頭の中を駆け巡る考え・精神異常の症状の原因となっていると教えられました。抗うつ剤・精神安定剤・抗てんかん薬・抗精神薬の服用を始めました。また，バセドウ病の治療を受けました。それは，精神異常の症状を引き起こす可能性のあるものでした。摂食障害に対処する方法を学ぶさまざまなグループで，一日中過ごしました。大いなる力に触れて復帰しました。私は今，元気であることについてさらに学び，憂うつで暗い日々のかわりに，人生に再び灯りを見出し始めています。自殺願望は弱まりました。再び人生にかかわり始めたという感じです。病院を離れるのは恐い気もしますが，ある意味では私にとっての健全さとは，壁に守られた施設外側にあるべきものだと思うのです。それでもなお，精神病の治療が必要になるときも，何らかの進歩はあります。私は元気であり続ける方法として，服薬すること，ダンス，エクセサイズ，日記を書くこと，絵を描くこと，深呼吸すること，たくさんの芸術的体験について学ぶことができました。他の人たちをサポートし，私が弱っているときはその人たちの力に頼ることを学びました。羞恥心がずいぶんなくなり，私の魂は，受容の気持ちに包まれています。私は再び，作業療法の分野に貢献する準備が整ったように感じています。特に社会心理学の領域で。

私はこの出版に際して，私の病気について，またリカバリーについて語ってほしいと頼まれました。私にとってリカバリーとは，一生続く過程です。復帰とか「償い」というものではなく，それぞれの人が本当の自分の色を発見し，時に虹を曇らせるような霧の中でも，輝き続ける旅です。私をよく知る人たちは，私が「リカバリー」より「ディスカバリー」という言葉が好きなことを知っています。私には，その方があまり恥ずかしくなく，非難めいておらず，より希望に満ち，豊かな感じがするからです。今，私は病気や診断名にかかわらず，またこれまでに大変な時期を多く体験しているにも拘わらず，それでも元気だと感じています。私は生涯続く薬物療法に向きあっていると思います。神経生化学的なアンバランスにもかかわらず，力強く元気に生きることを学ぶ生涯に向き合っています。作業療法士が精神疾患の世界に貢献できる数多くの方法がまだあります。私はCAPSプログラムの一員になり，それに続いて一年間，非常に先進的な地域精神保健の場で働くという光栄に恵まれたのです。私はとても守られた環境で，仕事に復帰するという特権を与えられました。そこでは私の病気についてオープンに話したり，人の反応に怯えることなくうまくやることができました。また，地域社会の教育や権利擁護の一環として，精神病になるとはどのようなことかという自分たちの物語を伝える，創造的なドラマ／ダンスの一座に加わりました。その一座の名は「トゥルー・カラーズ」といって，同名のシンディー・ローパーの曲で美しいダンスをするのです。興味のある人は誰でも参加できます。

　もし，元気かどうかを尋ねられたら，今は「はい」と言います。もし，投薬治療の副作用がありますかと聞かれても，答えは同じです。もし作業療法の臨床をまたやるつもりかと聞かれたら，答えは「はい」です。——でも内心では，私の仕事は決して以前と同じものにはならないだろうと思っています。私の発見の旅は終わっていません。私は看護の分野で継続した教育を受け続けていますし，そこでは私の才能が一番よく発揮できそうです。私は，私の物語が希

望や洞察につながることを望んでいます。もし，ほんの一人の人にでも勇気を与えられたら，私は仕事をしたことになります。また，自分自身のことについて語りたいという方があれば，あるいは精神的な病気の治療をさらに深め，よりよくするために，私の物語のどの辺りでもさらに詳しくお伝えすることが必要なら，いつでも要望にお応えします。最後にお伝えしたいことを一つだけ。もし私が無数の診断を受けていたかのように思われたら，ある意味それは真実です。私たちが医学的な進歩を経験するにつれ，研究，診断，そして治療もまた向上することでしょう。全ての賢い作業療法士は，もうご存じのように，一度に一つの面を見ることから一皮むけなければなりません。——いま評判の「行動分析」のように——また，彼らと共に働くことを名誉に思い，全ての人のストレングスを見出すことを誓わねばなりません。思い出してください，それはたくさんの色彩の中にあって，命の虹の真の輝きを見るところであることを。

文 献 REFERENCES

1. Lauper, Cyndi. "True Colors."
2. Mary Ellen Copeland, MS, MA. Wellness Recovery Action Plan. 1997. Peach Press, United States.
3. Mary Moller, MSN, ARNP, CS and Millene Freeman Murphy, Ph.D, APRN, CS. Recovering from Psychosis: A Wellness Approach (the 3 R's: Relapse, rehabilitation and recovery). 1998. Psychiatric Rehabilitation Nurses, Inc. 12204 W. Sunridge Drive. Nine Mile Falls, WA. 99026.
4. Wyandot Mental Health Center. 1223 Meadowlark Lane. Kansas City, Kansas. 66102.913-287-0007. Contact person: Leslie Young, Director.
5. University of Kansas School of Social Welfare. Twente Hall, Lawrence, Kansas. Consumers As Providers Program. Contact: Diane McDiarmid 785-864-4720.
6. Rapp, C. (1998). The strengths model: Case management with people suffering from severe and persistent mental illness. New York: Oxford University Press.

第2部 リカバリーに対する哲学的視点
PHILOSOPHICAL PERSPECTIVE

第4章
人生の経験は病ではない
―― 狂気を医療の対象とすることが
なぜリカバリーを妨げるのか

▶ユーリ・マクグルーダー
JULI MCGRUDER, PHD, OTR/L

要 約 SUMMARY

著者は，家族が精神疾患を発病した経験と，自他の人類学的研究から，狂気を医療の対象とすることがリカバリーを妨げると論じる。医療モデルは時に病の経験の意味を剥ぎ取ってしまう。疾患の類似性に着目することは，精神疾患の理解を促進しない。精神医学は社会環境に組み込まれた社会的活動であり，客観性に欠けるものである。症状と呼ばれる体験には意味があり，肯定的で喜ばしい面もあることを認識することが有用である。

キーワード KEYWORD

医療モデル，リカバリー，狂気，実証主義，人類学

▶ユーリ・マクグルーダーはピュージェットサウンド大学作業療法学部の教授である。

私は狂気を医療の対象とすることの危険性について，より正確には，異常な考えや行動に対する，レッテル貼りや解釈と切り離すことができない重大な社会現象から目を背けることについて，本章の執筆を依頼された。私は，その歴史を理解することで全てのことがより深く理解されると考える。そこで，私の見解の人生の中での位置づけを明確にし，また，読者の信頼を得るために，まず初めに私の経歴の一部を述べることにする。脳医学が精神疾患を理解する鍵を握っているとする見解への反論は，経験から導かれている。
　他者の経験を定義し分類する社会的権力は，見過ごすことができない力を持つ。リカバリーを目指す人を支援するためには，われわれは彼らの経験の豊かさに関心を向けるべきであり，彼らの医学的な診断名に邪魔されてはならないことを，読者に伝えたい。

証（あかし）

　私は，青年期に精神科病院で興味深い水彩画を目にし，作業療法士という職業に関心を持った。同じ頃，私は意に反して，カウンセラーや心理学者のもとに連れて行かれそうになった。自分と違う人種の人との交際が，一部の人には病的に映ったためである。人種間の交流について，親の裁定を厳守することを強要され，監禁の危機にあった。しかしそれは過去の出来事で，私たちは互いに許しあってきた。
　私は自分と違う人種の人と結婚し，作業療法士になった。一時期大きな州立精神科病院に勤めていたが，その後活動領域を変えた。最終的に教育者となり，作業療法士を目指す生徒を対象に，精神疾患や神経リハビリテーションについて教えた。サバティカルを使いアフリカの精神科病院で働くのと平行して，作業療法の異なる評価基準から導かれた精神疾患の理解について，比較研究を行った（Evans, 1992a）。これらの比較以上に興味深かったのは，住民の精神論に基づく精神病観である（Evans, 1992b）。米国に戻ると，大学

で教えるのと平行して，社会−文化人類学の研究を開始した。タンザニアのザンジバルの島々を繰り返し訪れ，現地の精神科病院を訪問した。統合失調症と診断された人を含む複数の家族を対象に，博士論文として人類学的研究を行った。目を通した病院の診療録の中に，3家族の中で5名が統合失調症と診断され，合計123年におよぶ精神疾患の経験を共有する家族がおり，私の研究に参加してもらった。そのうちの1家族とは，今では12年以上交流を続けている。さらに，統合失調症と診断された人と家族を対象に，多くの面接調査を行った。合計2年以上の時間を，人類学的フィールドワークに費やしたことになる。

　米国では別の経験がある。研究準備の一環として，地域精神保健センターで実施されたコンシューマと家族のための教育プログラムや支援グループに参加した。また，これまで11年間，妄想型統合失調症と診断された高齢女性の後見人を行っている。さらに，約20年間，コンシューマ，家族，そして親しい第三者によって書かれた精神疾患に関する本を，私自身も読んでいるし，私の生徒にも読ませている。私はこれらの著者の洞察を重んじる。

　しかし，最愛の家族が一時行方不明になり，眠れなくなり，常軌を逸した行動を取るようになり，笑い，泣き，自分に何が起こっているか説明できなくなった昨年の出来事以上に，私が学んだ経験はなかった。私は自治体に電話をし，彼について情報提供を行った。その結果，彼は同意することなく精神科病院に入院させられた。私は法律を知っていたし，自分の行動の結果，どのようなことが起こるのか知っていた。つまり，私は彼を精神科病院に入院させることができることを知っていた。しかし，彼を退院させることもできると誤解していた。私の大切な家族は抗ヒスタミン薬のみ服用して睡眠を取り，入院の翌日には穏やかになり，整合性が出てきた。私は彼を自宅に連れ帰り，外来で治療を受けさせたかった。彼は精神科病棟にいることを恐れていたし，自宅に帰りたがっていた。私たちは医師，弁護士，判事と口論となったが，論理的で明確なやりとり

や法律の知識があったにもかかわらず，負けた。特に判事は，目の前の彼を黒人男性の犯罪者としか見ておらず（彼の側の幻覚），この問題が違法薬物によるものと思い込んでいた（実際は違った）。「薬物中毒のスクリーニング検査は行ったのか？」と，判事は執拗に，繰り返し担当医師に尋ねた。1週間分に相当するリチウムの服用に同意するまで，私の家族は自由を再び得ることができなかった。

　これらの経験が示すように，精神的逸脱，不穏な行動，異常な信念がある人は，これらの問題の原因を神経システムにおける生化学的異常によるものとみなす，現代の実証主義的で視野狭窄的な生物医学的文化では，ひどい待遇を受けるのである。私はこの点について，相互に関連する三つの主張に基づき論じる。

1. 狂気は病であり，コンシューマの回復を妨げるものとする生物医学的精神医学の視点で捉えることによって，狂気という行動の意味やモラル観[訳註1]が理解されなくなり，剥ぎ取られてしまう。さらに，近年一般的となっている疾患の類似性への着目は，精神疾患の経験を理解するには不適切である。
2. 精神科診断と治療における「科学性」は，客観的ではない。また中立的でも価値観に基づかないものでもない。むしろ，偏見を伴う社会過程であり，より大きな社会的，政治的，文化的な環境に影響を受ける。
3. 精神病的体験は，自我同調的である可能性がある。きわめて激しい精神病的体験は，快いものであることもある。コンシューマの語りは，体験の肯定的な側面を実証する。

ꕤ 社会における「症状」の意味とモラル観

　ルスケは，小規模な地域精神科施設の居住者との考え方や行動の

訳註1　モラル：社会や共同体において，習慣の中から自然発生的に生まれた規範。それらは社会の経済的，政治的，文化的要因などに影響を受ける。

意味について，居住者と職員との間で捉え方が異なっていたことを，著書『狂気の鏡（Mirrors of Madness）』に記録した。たとえば，居住者の一人のヴァーンは，「魂の探求は精神的苦痛を伴う」ことは容易に認めたが，「私の体験は宗教的なものであり，決して精神疾患を示すものではないと主張し続けた」(Luske, 1990, p.97)。政治的な文脈で自分の身に生じていることを語る者もいた。それにもかかわらず職員は，居住者の体験は神経生物学的疾患による症状であると容赦なく決めつけて対応した。行政機関はそのような施設の居住者に服薬を要求しており，職員はそれに沿って疾病モデルを展開していた。

　人間の苦悩と人間関係で生じるトラウマ体験に関する近年の研究で，クラインマンは，人の行動の意味や価値は社会過程と精神生理学的過程を通して，意味や価値が変換されることを明らかにした(Kleinman, 1999)。彼は，モラルと感情は本質的には切り離すことができず，身体を通して互いに繋がっていると論じた。言い換えれば，身体は双方向のルートなのである。つまり一方向では人という行為者が，身体過程のモラルと社会的意味を構成し，もう一方向で社会経験やモラルについての考えによって生じた感情を身体で具現化するのである。行動の意味を，社会的または精神物理学的理解のどちらか一方のみから得ることはできない。意味は，行為者による行動によって創造される。行動は身体的な世界と社会的な世界の間に成り立ち，両方の意味を持つのである。

　われわれが精神疾患の症状と呼ぶ行動と考えは，体内の精神生理学的過程と，社会－感情的過程を身体を使い行動で表すことの両方によって意味が創造される社会的行為なのである。たとえば，躁状態の人が途方もなく浪費することは意味のない出来事ではないし，生物学的な要請によるものでもない。大量消費社会の雰囲気と生理学的なエネルギーの高まりや気分の良さが一体となり，不必要な高価な品物を買うのである。それは理に適うと思われる。

　今日の精神科医療における生物学的な説明には，生理学的な躁的

情緒が購買行動の動因なのか，もしくは購買行動が気分を高揚させるのかという，「鶏が先か卵が先か」的な疑問がわく。これらは有益な疑問ではない。より重要なことは，購買行動は気分の高揚に社会的な意味を与えることである。なぜなら，われわれの文化では商品は崇拝物の力を与えられている。われわれの文化には，贈り物を交換する儀式が多い。そのため，高価な品物は自己や特別な人への愛情という高く評価される感情を伴う社会的意味をもつ。

同様に，自分が特別であるという理解しがたい異常な感情に支配された時，その人のおかれた社会環境が身体的および感情的感覚と互いに影響し合い，「彼らは私を監視しており，傷つけようとしているのかもしれない」または「私は重大な目的のために啓示をもたらす神の使者なのだ」などと解釈を形成することは，偶然の出来事ではない。これらの創造された意味について発言し，それに基づき行動すると，その人は「妄想的」または「誇大的」とレッテルを貼られる可能性がある。挫折や情緒的な苦痛を繰り返し経験すると，それらの経験に対して，自分は生きている価値がない，今のような状態で存在し続ける意味がないといった社会－感情的な意味づけを行うこともある。自傷，自殺，カタトニア（緊張病）は，生物学的観点から神経伝達物質の過剰や減少によって説明されるが，それらは社会的モラルに基づく行為である。私は，若い女性が肌を晒すことが現代のように文化的なフェティシズムの対象ではなかった時代では，若い女性が精神的な苦痛を自傷によって表現することが少なかったのではないかと推論する。

クラインマンが用いる「モラル」は広義のものであり，宗教的な善悪に限られていない。むしろクラインマンは，社会的慣習は「実際に重要な事柄や，参加者が重視する事柄を中心に成り立つ」(Kleinman, 1999, p.29) と記載しており，その意味で，全ての社会的活動は「それぞれの地域のモラル」に関連していると記した (p.30)。重視される考えや行動は各地で異なるが，何かが重視されるという事実は普遍的である。さらに，重視されることを知ることは，何

に価値がなく，何が危険で，どちらが良くて正しいとみなされる恐れがあるのかを明確にする。社会的に構築された言葉・ジェスチャー・象徴・行動は，個人の内面では意味や感情を動かし，他者との共有空間では交流の道具として用いられる。その観点において，生物学は，行動や考えや感情に対するモラル観の意義や役割を妨げるのではなく，むしろそれを許す融通性のある下層の役割を果たす。

> 生物学が人間の状態に関与しているのは疑いようもない。しかし，人間の状態は，文化的過程の相互作用の上に成り立っており，そこに生物学も関与しているのである。生物学は，人間の本質的な性質を客観的に具体化するものではなく，多様な人間のありようの一部にすぎないのである。　　　（Kleinman, 1999, p.29; cf. Kleinman & Becker, 1998）

ルスケのエスノグラフィーに登場する社会的な行為者は，個人の経験を理解するために生物学的もしくは社会的枠組みを用いるか，または政治的もしくはモラルの枠組みを用いるか，葛藤している。もし，われわれが，クラインマンの考えを現在の心理教育の実践と照合すれば，漫然と行われている実践が文化的なモラルの現実を曖昧にするか，否定していることがわかるだろう。精神疾患についてわれわれが口にする事柄は，われわれが何に価値を置き，何を恐れるのかを明確にするのである。

心理教育では，重度精神疾患（統合失調症，双極性障害，うつ病など）と，より解明が進んでいる臓器や身体的作用によって生じる疾患（糖尿病，高血圧，心臓疾患など）との類似性を提示することが非常に多い(cf. Moller & Wer, 1993)。その目的は，もちろん患者に，精神疾患を管理するための定期的な服薬の必要性を説得することである。このことは，薬物による精神症状の管理への期待を表している。私は，その類似性を提示する著者やコンシューマがそれを完全に信じているとは思わない。それでもやはりこの種の類似性の利用に固執することは，言語化されていない何かを表面化させる。統合

失調症は，決して糖尿病のようではない。なぜなら，異常な現実感や知覚体験をもつことと，血糖値のレベルが異常であることのモラル観の違いを，単純に放棄できないからである。動悸や不整脈は，近隣社会の他者を脅かすことはない。

　脅威を議題に上げたのは，精神疾患と診断された人の一部が危険な行動を取ることに言及することが目的ではない。一般的に受け入れられている現実に対して，異なる関係性が存在することを述べるためである。一般の人々は，発狂した人を恐れる。統計的には恐れは小さいにもかかわらず，身体的な危険性が過大評価され，過剰に取り上げられることが少なくない。そのかわり，過去数百年の間に西洋人らしさは人間の性質に欠かせないものであると評価されるようになり，西洋人と逆の特徴を示す精神疾患は恐れられ，スティグマを与えられている。西洋人の文化は，意識の確かな統一性と，自己と環境をコントロールできるという幻想に高い価値を置く。そのため，想像以上に変化しやすく，抑制に欠け，コントロール不能であり，外部から影響を受けやすいと思われる精神状態を見ると，それを卑しむのである。魂が身体や全ての病を支配し，不運や災難は全能の神によって計画された正常な事柄であると広く信じられているザンジバルのような地域では，精神疾患へのスティグマが少ないようである。自らの経験を完全にコントロールできると想定しなければ，それを失ったと思われる人をそれほど深く恐れることはないからである。

　精神科医療では，経験や信念についての発言をひとたびDSMの疾病分類学に分類すると，もはや関心を向けないことが多い。精神科医療に対する地域のモラル観は，症状は診断分類のために価値ある役立つもので，薬物療法を特定するものであると認識している。実際に，妄想的な会話は極力無視すると書かれている教科書が複数ある（cf. Kaplan & Sadock, p.519）。私自身その「治療的介入」の原則を教えていた。「妄想について議論を行うと，さらなる定着を招くのでやめなさい」「避けることができるならば，妄想と関わるこ

とをやめなさい。話題を変えなさい。患者に目の前の作業に戻るよう指示しなさい。現実的な説明をし続けなさい」とさえ生徒に教えていた。この助言は，精神疾患を経験した人の助言と大きく異なる。フレデリック・フレーゼ博士（心理学者であり，統合失調症の経験者）は，妄想に対する適切な対応は，「非常に興味深い。もっと話してください」と伝えることであると繰り返した（Frese, 1991）。私は生徒への助言を，この発言と同様に，自己の癒す力を用いる見解に基づいたものに変えた（cf. Havens & Weiden, 1994）。

　私が使用している標準的な精神科の教科書には，妄想の種類の定義，分類，それぞれに対する治療的介入について，32の索引がある（Kaplan & Sadock, 1998）。個人の主観的な経験に関心をもつことや，彼らの人生を生きるとはどういうことなのかという理解を深めることよりも，どの診断が最も適しているかというパズルを解くことが第一の目的となる時，人生の意味やモラル観は，貶められ，ないがしろにされてしまう。

　想像してみよう。あなたには何らかの特別な認知，才能，または恐れがあり，どういうわけかそれらについて非難されていると感じている。その経験はあなたの人生を長らく支配し，行動を決定し，あなたを理解する上で欠かせないものである。それらが原因であなたはトラブルに遭遇する。あなたを助けるためにここにいるよと言う人たちが，ひとたびあなたが語るのを聞いた後，もはや耳を貸さず，あなたの行動の原因がそれらであるとほのめかしたとしたら。表面的な支援者と接触しても，あなたに何が生じているのかという重要なことが説明されないとしたら。精神疾患からのリカバリーと，症状の改善や治癒は，同義ではない（Anthony, 1993）。われわれが妄想と判断する考えや，幻覚と判断する感覚的な体験を取り除くことは，求められている支援ではないかもしれない。リカバリーには，彼らの視点で彼らの話に関心を持つことが求められる。妄想を扱うとき，治療者は患者の経験に対して共感的であるべきであると，教科書に書かれている。つまり，たとえば被害感を持つ人に対

して，「それはとても疲れますね」「それはとても怖いですね」と述べることを推奨している。それだけではなく，共感的な言葉は，心から傾聴し，個人のモラル世界を根幹から揺さぶる経験の全てを聴くためにそこに存在することを伴うことが必要なのである。

　私は，ジョン・モドロウの精神疾患の経験に心動かされた。『統合失調症になる方法（*How to Become a Schizophrenic*）』に以下のように書かれている。

> 私は自分の人間としての価値について，破壊的なことしか考えられませんでした。私の核となるもの，つまり思考，価値観，感覚，信念は，病んだ心の意味のない症状としか考えられませんでした。私の精神的な不調の最大の原因は，華やかな誇大妄想でも救うことができないほど自分の価値がひどく揺らいだことでした。「精神疾患」の概念が私に与えたのは，今も，そしてこれからも私には価値がないと感じさせる「科学的な証明」でした。それは，私にはどうすることもできない，私の遺伝子，化学物質，脳の作用についての説明でした。
> 　　　　　　　　　　　　　　　　　　　　(Modrow, 1992, p.147)

「第1回国際精神疾患からのリカバリーフォーラム」で，サリー・クレイも同様のことを述べた。

> 「精神疾患」と呼ばれる経験をした私たちは，診断には重要なことが欠けていると強く感じています。診断は，私たちが実際に何に苦しんでいるのかを説明しません。たとえ「悪い」化学物質，または「欠損がある」遺伝子がいつの日か発見されたとしても，狂気には，配慮すべき特有の事実があるのです。　　　　　　(Clay, 1994)

　ジェイ・ノイゲボレンは，慢性統合失調症と診断された弟ロバートの経験について記述し，「無過失脳疾患」の概念が不条理であると述べた。彼は，「ロバートを，『行動や運命を何らかの形で決定す

る欠陥がある異端な生物学的遺伝』と貶める，行き詰った科学的物質主義」(Neugeboren, 1997, p.302) に反論した．さらに，もし今，薬によって彼の症状が完全になくなったら，ロバートは一体どうなるのかという問いを投げかけた．

> 彼の歴史について，彼はどうしたらよいのでしょうか？ 彼の記憶，疑念，癖，恐怖はどうしたらよいのでしょうか？ 悲しい現実は，彼が何者かということです．彼は他の何者でもないロバート・ノイゲボレンであり，常に前進し，成長し，変化し，進化してきた一人の人間です．その彼のアイデンティティは，われわれが病とみなしてきたものによって作り上げられてきた悲しい現実があります．もし彼がそれを手放し，病と呼ばれているものが彼の人生や存在の中心であったことを否定し，病や彼の歴史が確かに存在したことや，現在進行中の彼の現実や個性を放棄したら（そしてもし彼が症状の原因を理解するかわりに単に症状を修理したら）．52歳の彼に何が残るのでしょうか．　　(Neugeboren, 1997, p.303，原文を強調)

　精神疾患の専門家は，統合失調症を神経生物学的な視点で理解することが増えている．神経生物学的理解によって，いずれこの疾患が克服され，いつの日か糖尿病や高血圧のようになるかもしれないと考えるからである．しかし，モドロウやクレイやノイゲボレンは，そう単純ではないと述べている．さらに，自分自身に「脳の疾患」があると認めることは，モドロウの体験のようにリカバリーをまったく促進させない．逆に，この見解に抵抗したことが，彼のリカバリーを促進させた．ディーガンも，「リカバリーの過程に病気の受容は必要ではない」と述べている (Deegan, 1998, p.2)．
　向精神薬による症状の根絶を目指す疾病モデルと，社会的および心理学的な旅としてのリカバリーの間の分断は，リカバリー運動の中でいまだに最も重要な点であり，おそらく医療従事者にとって最も受け入れることが難しい点である．精神科医療を実践するため

に，現実社会における症状の意味やモラル観を無視する必要はない。症状の意味やモラル観を重要視しつつ，精神科医療や精神科作業療法を行うことも可能なのである。我々は医療モデルが必要不可欠であるという考えによって視野が狭くなり，その結果コンシューマのリカバリーの過程を脅かす実践をしていることが非常に多いのではないだろうか。われわれには，コンシューマの視点で症状の意味を理解しようとすることが必要なのである。その際には一部のフロイト派のように無意識の象徴に基づく意味づけを行うのではなく，リカバリーを目指す個人がもつモラルの意味を，彼らの人生経験の文脈の中で理解することが必要なのである。文化に共通する複数の普遍的な意味を仮定するフロイト派やユング派のような象徴化のシステムには，有用な手がかりがあるかもしれない。しかし，文化間の差異に関してその時代をより反映した考えを理解するためには，象徴は非常に個人的かつ特異的である可能性があること，また，象徴は主要な文化に組み込まれて抵抗している下位文化の集団によって共有されている可能性があることを認識することが必要である。

❧ 精神科医療に対する社会的, 政治的, 文化的影響

　ソビエトにおいて精神科医療が政治に利用されてきたことは周知の事実であり，政治は精神科医療に影響を与える。しかし，自らが所属する社会にそのような影響が存在することに，嫌悪感を抱く人もいるであろう。いまだに過ちを犯しやすい人間，つまり，政治や経済や歴史が，判断や他者評価に影響を与える文化環境に生きる人間によって，生物医学的精神医学は実践されている。一般市民と同様に，精神科医療従事者は偏見やステレオタイプな考えにとらわれやすい。

　社会的な偏見が精神科医療に影響を与えることを明示するのは，アフリカ系アメリカ人における誤診であろう。1970年代から

1990年代に行われた研究は，アフリカ系アメリカ人は統合失調症を過剰診断され，気分障害を過小診断されることが多いことを明らかにした。疫学研究や（Adebimpe, 1981a, 1981b; Bell & Metha, 1980, 1981; Coleman & Baker, 1994; Jones & Gray, 1986），実験研究（Loring & Powell, 1988）も同様に，同じような症状を呈した場合，有色人種はより重度で，希望が少ない診断名をつけられやすいことを明らかにした（たとえば，躁うつ病よりも統合失調症と診断されやすい）。アフリカ人は凶暴で，コントロールできず，知的発達が遅れているというイメージが，われわれの大衆文化やマスメディアに長らく存在している（Riggs, 1986）。これらのイメージはわれわれの文化に深く浸透しているため，多くの人は，それらのイメージの否定的な影響が存続していることを認識していない。ヨーロッパ系アメリカ人と比較して，アフリカ系アメリカ人は非自発的な入院が多く（Lindsey & Paul, 1989），投薬の回数が多く，より大量の作用が強い薬を処方される傾向があり，拘束や隔離の経験が多く，作業療法やレクリエーション療法を紹介されることが少ない（Bond, DiCandia & McKinnon, 1988; Flaherty & Meager, 1980; Psychiatric News, 1984）。

　他者が，自傷他害の恐れがあり，精神疾患を持っていると宣言することは，政治的行為である。回転椅子，ロボトミー，湿布など，現在では単なる悪や不条理としか思われない行為を，治療として長年にわたり強制的な同意を得て行うことを許してきたことは，法的行為である。診断告知も医療行為であるが，他の医学的疾患の診断とは異なる。それは明らかに，非中立的で価値判断の影響を受けたものである。ローズが以下のように述べている。

　　　ありのままの事実を暴くという誤った認識により，医学は身体について，まるで社会的な要因から独立したありのままの現実を強く示しているかのように説明する。（中略）意図的ではないにせよ，それは社会的な要因を見えなくし，病を各個人に存在する生得的な過程もしくは存在と位置づけてしまう。（中略）そして，身体と身体

的経験を生得的なものと位置づけることによって，生物医学は，病の社会的な原因と，病の経験の社会的定着の両方を覆い隠してしまうのである。　　　　　　　　　　　　　　（Rhodes, 1990, pp.167-168）

生物医学の理論と実践には問題がある。それは，単に，個々の患者のケアに関わる文化的および社会的問題に対処できないだけではなく，権力を持つ政治および経済システムに入り込み，（しばしば）その維持に欠かせぬ役割を担っているからである。

（Rhodes, 1990, p.172）

　たとえ，われわれがDSM診断基準と向精神薬による治療が重要であると固く信じていたとしても，薬が外界から隔離されて製造されているのではないことを認識することによって，過剰な信頼を緩めることができる。薬は，社会環境の中で開発・製造されているのである。その社会環境は，[1]人間の行動についてよりマクロなレベルの社会的な説明よりも，還元主義的な説明を植えつける力が強く（Gelman, 1999），[2]資本主義経済を基礎に構築されたものである（Luske, 1990）。われわれはまず，精神疾患に関する多くの研究が，適切な治療法として薬を売る既得権益を有する大規模な製薬会社によって行われていることを理解する必要がある。向精神薬による「脳の病気」の治療は，生物学的な問題と理解されている病に対する唯一の治療法であるから傑出したものなのではなく，他の治療法の研究や開発よりも多くの資金が費やされたために地位を確立しているのである。向精神薬の販売は，莫大な利益をもたらす。治療用か娯楽用かにかかわらず，われわれの文化のステレオタイプな性役割を明確に意識して，大量生産された薬物の宣伝が行われていることに気がつくのではないだろうか。たとえば，「オプラ」^{訳註2}または「ライフタイムチャンネル」^{訳註3}の映画の間に，複数の抗うつ薬や抗不安薬

訳註2　昼間のトーク番組。
訳註3　女性番組専門のケーブルチャンネル。

の宣伝を目にする。しかし，NFL や NBA の試合の間には，抗うつ薬や抗不安薬の宣伝を目にすることはなく，かわりにビールの宣伝を目にする。社会の一部の人は，人種や性別によって病人や知的障害者とみなされやすい。以下に述べるように，病人とレッテルを貼られることを容易に受け入れる人もいれば，強要され，説き伏せられ，受け入れることを容赦なく強いられる人もいる。薬物療法の開始以来，現在では「抗精神病薬」という実体とかけ離れた名称で呼ばれている薬の有効性や必要性は，誇張して宣伝され，過剰に販売されていることを，ようやく認められるのではないだろうか（最後の点の説得力がある詳細な議論は，シェルダン・ゲルマンの『統合失調症への投薬：その歴史（*Medicating Schizophrenia: A History*）』(Gelman, 1999) を参照のこと）。

　ローズ（Rhodes, 1984）は精神科のスタッフと患者の薬に関する会話を分析した。その結果，彼らの会話は，説得や経験や期待を伝え合うことができる比喩が特徴的であり，それは，互いを混乱させ，論点が迷い込んでいることが多いことを明らかにした。ローズは，薬について話し合う際には，相手の考えや慣用表現を積極的に受け入れると最も成功することを明らかにした。このように患者は，また，薬による彼らの実際の身体経験とかけ離れた医学的比喩を用いて臨床家が語るのを聞いていたのである。また，薬の効果について患者の体験に近づいて会話をするスタッフは，患者からよりよい協力体制を引き出すことができる。薬を服用する人と処方する人の経験とアイデンティティのきわめて大きな隔たりを埋めるための比喩は，成功することもあれば失敗することもあった。この矛盾する経験と，薬についての会話に用いる言葉の不適切さは，われわれがリカバリーを支援する際に見過ごすことができない点である。

　もしわれわれが，コンシューマは精神疾患の影響からリカバリーするだけではなく，診断や治療の影響からもリカバリーすることを知らなければ，われわれはリカバリーの過程にいるコンシューマと連携を築くことが困難である。われわれはスタッフまたは市民と

して加担しているケアシステムを，批判的に監視すべきである。クレポー（Crepeau, 2000）とルスケ（Luske, 1990）は，医療従事者が期待する役割に応じない患者が，どのように医療従事者の信念体系と対立し，医療従事者の不快感や不満感を誘発するのか明らかにした。そのような感情的な反応は予測できるものだとしても，患者の治療を阻害する報復を動機づける可能性がある。クレポーは，不満はそのように扱われるべきではなく，患者を理解するための新たな努力の燃料に使われるべきだと述べている。クラインマンと同じくクレポーは，モラルの質は，スタッフ－患者間とスタッフ－スタッフ間の交互作用の中に内在するとしている。彼女は，人生に何が起こっているかという患者の語りの中に，モラルの権力との闘いが埋め込まれていることを明示した。彼女は，全人的な精神科医療の実践を推進するために，われわれは患者の経験について自らが再構成するモラルに挑み，疑問を投げかけることができるのではないかと述べた。私も同意する。

　エストロフら（Estroff et al, 1991）は，精神疾患の診断を受けた際のアイデンティティと疾病理解の確立について明らかにするために，169名の情報提供者を対象に，2年間の追跡調査を行った。結果をいくぶん詳細にまとめる。エストロフの独創的な研究は，初めて精神疾患と診断された人が，その情報を自らのアイデンティティに統合する過程における社会環境の影響について，示唆に富む結果を示した。エストロフは，対象者の疾病理解や自らに貼ったレッテルは変化しやすく，状況依存的であることを明らかにした。入院や家族からの受容や排除などの社会過程が，自己に統合される病気の説明やアイデンティティのレッテル貼りに大きな影響を与えていた。人種や性差などの変数よりも，居場所のなさの影響が大きかった。

　人種や性差の要因は，病院などの収容施設への入所の社会過程と関連性があり，診断の受容や反発を活発化させることもあった。エストロフは，統合失調症が過剰診断される最大の要因は，アフリカ

系アメリカ人であることであると述べた。個別の面接調査によって，アフリカ系アメリカ人の男性は診断を受け入れることが最も少ないこと，ヨーロッパ系アメリカ人の男性は権威者によって診断されると，診断を容易に受け入れる傾向があることが明らかにされた。アフリカ系アメリカ人とヨーロッパ系アメリカ人の女性は，診断や原因の説明を受け入れることや拒否する割合は同程度であり，診断を受け入れる割合は，ヨーロッパ系アメリカ人の男性とアフリカ系アメリカ人の男性との中間程度であった。総合的には，ヨーロッパ系アメリカ人の男性と女性は，問題が医学的および臨床的な原因によって生じていると認識していることを反映する発言が多いのに対して，アフリカ系アメリカ人は，社会的またはスピリチャルな説明など，より広範な考えを用いて問題を説明することが多かった。

　疾病の経過についての研究は，アフリカ系アメリカ人の男性は一般的には診断を拒否し続けることが多く，ヨーロッパ系アメリカ人の男性は徐々に診断から距離を置く傾向があることを明らかにした。時間が経過すると，ヨーロッパ系アメリカ人の女性は精神疾患の存在を認めることが多いのに対し，アフリカ系アメリカ人の女性が診断を受け入れる割合は約37％とほとんど変化しなかった。アフリカ系アメリカ人にとって権力に抵抗することは，敵意に満ちた環境の中で自衛するための習慣的な行為の一環である可能性がある。エストロフ（Estroff et al, 1991）は，複数のアフリカ系アメリカ人の男性の被験者が誤診されていたことを明らかにした。そうであれば，この抵抗は適切な行為であるといえる（症状とレッテルを貼られた行動の適応的な活用については，ホエーリー（Whaley, 1998）を参照のこと）。

　エストロフは，両方の性と人種の被験者を対象とした面接調査を行い，被験者は他の人々と同様な発言が多いことを明らかにした。彼らの困難や反応は，本質的には「正常」である，または，他者が経験する他の種類の問題と連続していると理解されていた。エスト

ロフらは，この大事な教訓を以下のように記した。

> われわれが取り出した膨大な量の対等な会話は，挑戦的で，緊迫したものであることや，悲しげで，奇妙なものであることもあった。口調にかかわらず，これらの会話は常に説得力があり，情報提供者は，精神疾患の有無にかかわらず価値があり，われわれと同じ，つまり正常であることを示していた。おそらく，慢性化と障害は，対等な会話が終了した時，またはその人が誰も聞いていないと思った時に始まる。人類学者と臨床家にとって有力な試みの一つは，会話を続けることである。　　　　　　　　　　　　　　（Estroff, 1991, p.363）

リカバリーの過程は，傾聴すること，そして医学的病因論を受け入れることを強要する全ての要求に抵抗することが最大の支援となる。なぜなら医学的病因論を受け入れることは，会話を終了させ，アイデンティティの再構築への冒険的な旅を切り捨てるため，それは必然的に精神科病棟への入院に繋がるからである。レッテルを貼ることなく敬意を持って傾聴し，精神科医療が偏見を伴う社会的な実践であると認め，治療の一部でしかない薬物療法への過剰な信頼を緩和させることで，われわれはリカバリーの協働者となることができる。

❦ 精神病的体験の肯定的側面

精神保健の専門職であるわれわれは，精神疾患は苦痛を伴い，コンシューマの生活の正常な面を損ない，苦難を与えるものであると考えがちである。もちろんその考えは正しい面もある。しかし，精神症状の出現前や出現に伴って生じるエネルギーの高まりや知覚に，喜びを感じることがある。そのことにわれわれは目を向けず，重んじない傾向がある。西側先進国では，通常そのような体験に価値を置かず，敬意を払わない。複数のアメリカの宗教的な居住地で

は，恍惚的な体験が重んじられるが，彼らのわずかな力が精神科医療に対峙する程度に達すると，医療の力が制する。これは私の友人であるアフリカ系アメリカ人の実体験である。彼女が精神科病棟に入院していた時に，彼女が所属する祈りのグループが彼女と共に祈るために病棟を訪問した。「その患者」を含めた複数のメンバーが，魂に動かされ意味不明の言葉を発し，恍惚的な感情に従って行動すると，医長はその後の祈りの会を禁止した。

多くのコンシューマは，発症後間もない人でも長期間経過している人でも，精神疾患の体験は自我同調的であり，その体験を強めたり増幅させるために，何らかの行動をとることがあると語る（特に初期に多く認めるが，その時期に限らない）。ポドフォルの『狂気の誘惑（The Seduction of Madness）』（Podvoll, 1990）の理論も，それを示している。幻覚的な体験を求める作用が存在するのである。臨床体験や精神病的体験をしている人々の手記に基づき，ポドフォルはその種の行動を列挙した。それらには，睡眠をとらないこと，反復する問題や思考の流れを愉しむこと，動作を試すことなどがあった。ポドフォルは，幻覚的な体験を積極的に求め，それをコントロールできなくなる体験についても述べた。

フレーゼ（Frese, 1992）は，神秘的な体験の喜びについて「宇宙をクルージングしているようだ」と語ったが，同時にそれはコントロールすることが非常に難しく，恐ろしくなることもあると述べた。彼は，生産的な創造性は，「詩的な理論」から湧き出ると述べた。モドロウは精神症状に発展する異常な感覚状態を高めるために，夜遅くに寂しい道を歩き，向かって来る車のライトを見つめたことなどを書き記した。また，自分をバプティスト派の生まれ変わりのジョンである感じたときの素晴らしい感覚について，詳しく説明した。

『エデン特急（The Eden Express）』（Vonnegut, 1975）の著者マーク・ヴォネガットは，神の恵みを受けながら生きているサインである小さな偶然の出来事（たとえば，探さなくても正しい小銭をポケット

から取り出すこと）と，それらの神からの小さな贈り物の痕跡を積極的に探したことについて記述した（p.28, 29 と各所）。神の恩恵を受けることは，いつも「溢れるような温かさと幸福感」を伴った（p.29）。また，静寂を保ち，時に攻撃的だが多くの場合は心地よく，温かく，愛情に満ちた声に耳をそばだてることによって，不可解な問題への回答が得られたことも記した（p.106）。彼は最初の幻視体験について，以下のように記述している。

> 初めて私に近づいてくる顔を見たとき，「うわー，すごい」と思いました。私の心に浮かんだのは，心地よい理性的な会話でした。話したいこと，答えを知りたい質問がたくさんありました。神，イエス，聖書，皇帝，メスカリン（幻覚薬），芸術，音楽，歴史，革命，物理，数学。それらの全ての疑問が解決しました。単なる心地よい雑談でしたが，特別な雑談でした。既知の誰かとの雑談のようでした。 （Vonnegut, 1975, pp.74-75, 強調は原書）

身体的な性的交渉なく生じる恍惚とした性的な感覚は，ヴォネガットが統合失調症を発症後，早期に経験した肯定的な体験である。

> 性的に電気が走りました。呼吸によってますますオルガズムを感じました。天使と踊っているかのようでした。私の中の禁欲的な部分が，いつの日か償いをしなければならないと心配しかけましたが，その喜びに取り込まれてしまい，他のことを考える隙はほとんどありませんでした （Vonnegut, 1975, p.109）。

ジャミソンは今でも感じる切ない寂しさを，土星に関連する何かを目にすることに関連づけていたことを，『落ちつかない心（*An Unquiet Mind*）』に記述した。現在は，彼女の気分は薬によって調節されている。躁状態の時，彼女は以下のように感じたと記した。

……滑空し，飛び，雲堤と天空の中を進み，星を通り過ぎ，氷の結晶のフィールドを横切ります。心の中に，非常に強烈な移ろい行く奇妙な光が見えることが今でもあります。それらには一貫性がありませんが，何マイルもの輪が旋回し，とても綺麗な色が並んでいます。そして驚くことに，ほとんど知覚できない程度ですが，惑星のバラ窓から複数の青白い月が見えます。私は土星のことを忘れて「私を月に連れてって（Fly Me to the Moons）」を歌い，自分のことをとても面白いと考えていました。 (Jamison, 1995, p.90)

エズラ・パウンド，D・H・ロレンス，T・S・エリオット，ウィリアム・カーロス・ウィリアムズの仲間であり，アメリカの有名な詩人である H.D.（ヒルダ・ドゥーリトル Hilda Doolittle の名でも知られている。1886-1961）は，複数の「不調」を経験した冒険心のある女性であり，幻覚体験について興味深い情報を提供した。彼女はフロイトのパートナーとして，自己分析に取り組んだ。フロイトは彼女を友人とみなしていた。彼女は分析中に書いた本の中で，自己の幼少期の臨床的には解離または自我境界の弱化と呼ばれる能力を称賛した（『贈り物（The Gift）』，『ハーマイオニー（HERmione）』）。彼女の才能，つまり自然，木，風景，そして他者との融合は，彼女の早期の「想像的な」詩に力を与えた。彼女の本『フロイトにささぐ（Tribute to Freud）』（1956）に，フロイトとの自己分析や，旅行中に経験した幻視体験について記述されている。ギリシャで滞在した部屋の壁に見た幻影は，乗船中に彼女が見た男性の亡霊であったと記述されている。彼女はヴォネガットのように，これらの幻視体験から芸術的な問題に対する重要な洞察や解決を得ることを期待していたが，恐怖からそれが「症状」であると自ら信じようとしたことを，続く章に記述している。幻視体験，幻視体験を文章で表現する過程，幻視体験と関連づけて自己表現を行ったフロイト宛の手紙は，全て彼女の説明と密接に結びついている。以下の一節に，彼女が壁に見た三つの形の描写

と，フロイトへの説明が記述されている。

> 今のところ大丈夫です。いいえ，「症状」はとても危険で，とても異常なものかもしれません。少なくとも，その筆法は一貫しています。（中略）しかし，ここで私あるいはその手が止まるのです。その記号の結論や方向について，わずかな疑問が生じたかのようです。つまり，それはまるで画家が，絵の構成をよりよく見るためにカンバスから一歩下がるような，もしくは，音楽家が音楽を止めてその場に立ち尽くすような。（中略）それは私にとっても同じことで，この体験または実験を続けることの適切さや安全性について思いをめぐらすのです。　　　　　　　　　　　　　（H.D., 1956, pp.46-47）

彼女は親しい同性の友人であり仲間であるブライア Bryher に，幻視体験をしている間の安心を求めた。

> 私は微動だにせず，目の前の壁を水晶占いのようにじっと見続けているけれども，彼女の方を向くことはできます。「ここに絵があります。初めは影かと思ったけれども，それは光で，影ではありませんでした。それはとても単純な物体ですが，とても奇妙なのです。自分がそうしたいと思えば，それらと関わることをやめることができるようになりました。それは単に集中の問題なのです。あなたはどう思いますか？　私はやめるべきですか？　続けるべきですか？」と私はブライアに言いました。　　　　　　　（H.D., 1956, p.47）

ブライアは彼女に続けるべきだといい，彼女はそれに従った。

> 彼女が支持してくれることは確信できたけれども，私の頭は集中による痛みで割れそうです。やめることに決め，凝視の強度を減らし，目を休めるために目を閉じるか瞬きをすれば，その絵は消えてなくなるでしょう。私の興味は留まるところを知りません。こんなこと

は過去には起こったことがないし，この先二度と起こらないかもしれません。
（H.D., 1956, p.49）

　H.D. や他のコンシューマの説明に顕著に現れているのは，幻を見る，声を聴くという意図的で積極的な行為である。さらに言えば，感覚的な体験はそれを求める動作主にとって，豊かで重要なものなのである。ここで私の最初の主張に戻ろう。3番目の主張がどのように最初の主張と関連しているのかわかるであろう。われわれが「症状」と呼ぶものは，単に，ときに自我同調的なだけではなく，それを体験する人にとって意味があり重要なものなのである。リカバリーを支援することがわれわれの目的なのであれば，それを認識しなければならない。

　私はこの章を書くための調査の過程で，声を聴く人たちの組織であるヒアリング・ヴォイシズ・ネットワークがヨーロッパで組織されたことを知り，嬉しく思った（Thomas, 1997; Romme & Escher, 1993 を参照のこと）。オランダ人の精神科医とコンシューマが，異常な感覚体験に対する新しく「解放的」なアプローチを開始した。テレビ番組に取り上げられると，聴声の体験について 450 の興味深い電話が寄せられ，人々がその体験にどのように立ち向かい，対処したのか調査が行われた（Romme & Escher, 1993）。その調査結果は，対処法の成功に最も役立つのは，支持的な社会環境であることを示した。支持的な社会環境は，一定の時間，声に選択的に耳を傾け応答するという積極的な対処法を取る際に，最も有益だった。これらの積極的に関与する方法は，無視する，もしくは気をそらすといった方法よりも効果的であることが報告された。自らに，「もしこの声が自分の中から聞こえているならば，そこから私は何を得るべきなのだろうか？　私に何を言おうとしているのだろうか？　そこから何を学ぶべきなのだろうか？　私がどのように感じていると言おうとしているのだろうか？」といった質問を行い，その幻聴体験の解釈を試みることを報告する人もいた。アメリカとザンジバルの二

人の女性は，批判的な声と議論することや，言葉を返す主張的ともいえる対処の有用性について述べた。彼女らは，静かに批判的な声と向き合おうとしたこともあったが，自ら応答することでしか声を静められないことが多かったと述べた。

　ロウムとエッシャーによる調査後にカンファレンスが開かれ，グループの組織化が行われた（Thomas, 1997）。ヒアリング・ヴォイシズ・ネットワークは，コンシューマ主体のリカバリー運動の成功モデルとなり，生物学的精神医学の文脈では統合失調症の特徴的な症状とされている事柄について，その認識を明確に取り除き，正常な現象と位置づけた。

❧ 結　論

　ヒアリング・ヴォイシズ・ネットワークについて検討することで，狂気に対する医学的な認識論に存在する罠に対抗する私の三つの主張を結びつけることができた。が結論したように，「声を聴くことを個別の心理的な体験とみなすのではなく，個人と環境の繋がりを反映する交互作用的現象とみなす」のである（Romme & Escher, 1993, p.16）。それは，症状と呼ばれているものは社会の中で意味や価値があり，リカバリーを支援するのであれば，われわれはそれをないがしろにするのではなく敬意を払うべきであるという，私の最初の主張に立ち返る。症状と呼ばれているものを解釈する枠組みに生物臨床医学を用いれば，個人の経験の有意味性，重要性，モラル観は容易にないがしろにされる。生物臨床医学を部分的な枠組みに用いることは時には有用かもしれないが，われわれが成し遂げたいことの多くに対しては不完全であり，不適切である。私はザンジバルでの研究から，コンシューマの社会的および情緒的環境に存在する家族や他者が，コンシューマに愛情を与え，役立つ支援を提供するためには，障害をもった脳，科学的な不均衡，損傷した遺伝子といった言葉を受け入れることは不必要であると確信し

た。ザンジバルでの観察から，家族が愛する人を生物臨床医学の枠組みで捉えることは，有害無益であるという結論に至ったのである（McGruder, 1998）。

　精神科的診断と治療を包含する社会過程に対して，批判的な立場を取る必要があるというのが私の2点目の主張である。われわれは精神科医療の実践が，人種差別，性差別，階級差別のような社会に広く存在する社会的な病を反映していることを，積極的に検証しなければならない。このことは，実証主義的な精神科薬物療法への希望や期待を捨てることも要求する。もしわれわれが，社会的および政治的要因が「コンシューマ」に彼らの意思に反して治療を受けることを強い，もしくは悲惨な気持ちになる薬を言葉巧みに服用させていることを否定したら，それは暴力，または少なくとも敬意に欠けた経験を彼らに与えるのと同じである（多くのコンシューマは，この治療を受けるかどうかも含めて，事実上保健医療の提供者や施設を選択することができず，治療の有無にかかわらず放置され，それゆえ本当のコンシューマの力を持たない。この状況の中，精神保健サービスの「コンシューマ」という一般に普及した言葉がもつ皮肉を見過ごすことはできない）。エストロフのように，われわれは，精神病的体験をした人々の語りを，どんな説明でも意味があり，彼らの世界のモラル感覚を構築するものであると理解して傾聴することで，彼らのアイデンティティの再構築を支援することができるのである。

　そのような取り組みを行う中で，われわれが「症状」とみなしているものが全て悪いものではなく，人生の旅に意味を与える可能性があることを認識することができるという点が，私の最後の主張である。幻覚体験の負の側面の一つは，幻覚体験を狂気であり悪いものであるとみなす否定的な社会的ラベリングによって引き起こされる不安であることを，コンシューマの語りが示している。幻覚の体験自体は，恐ろしくないこともある。恐怖と不安は，幻覚を体験したことがない他者にこの体験がどう評価されるのかを知ることによ

って生じるのである。「症状」は，心地良く意味がある可能性があり，「病」をコントロールするために容赦なく取り除く必要はないと捉えることは，リカバリーを目指す共感的な連携に向けたコンシューマへのアプローチの基礎となる。

文献 REFERENCES

Adebimpe, V.R. (1981a). Overview: White norms and psychiatric diagnosis of black patients. American Journal of Psychiatry, 138, 279-285.

Adebimpe, V.R. (1981b). Hallucinations and delusions in black psychiatric patients. Journal of the National Medical Association, 73, 517-520.

Anthony, W.A. (1993). Recovery from mental illness: The guiding vision of the mental health service system in the 1990s. Psychosocial Rehabilitation Journal, 16, 11-23.

Bell, C.C. & Metha, H. (1980). The misdiagnosis of black patients with manic depressive illness. Journal of the National Medical Association, 72, 141-145.

Bell, C.C. & Metha, H. (1981). The misdiagnosis of black patients with manic depressive illness: Second in a series. Journal of the National Medical Association, 73, 101-107.

Bond, C.F., DiCandia C.G., & MacKinnon, J.R. (1988). Responses to violence in a psychiatric setting: The role of the patient's race. Personality and Social Psychology Bulletin, 14,448-458.

Clay, S. (1994) The Wounded Prophet. Paper presented at the First National Forum on Recovery from Mental Illness, National Institute of Mental Health and Ohio Department of Mental Health. April 1994. Unpublished manuscript.

Coleman, D. & Baker, F.M. (1994). Misdiagnosis of schizophrenia among black veterans. Journal of Nervous and Mental Diseases, 182, 527-528.

Crepeau, E.B. (2000). Reconstructing Gloria: A narrative analysis of team meetings. Qualitative Health Research, 10, 766-787.

Deegan, P.E. (1998) Some principles and themes of the recovery process. Handout from the NationalEmpowermentCenter,Inc.LawrenceMAhttp://www.power2u.org.

Estroff, S.E. with Lachicotte, W.S., Illingworth L.C., & Johnston, A (1991). Everybody's got a little mental illness: Accounts of illness and self among people with severe, persistent, mental illness. Medical Anthropology Quarterly, 5, 331-369.

Evans, J. (1992a). A cross cultural test of the validity of occupational therapy assessments for patients with schizophrenia. American Journal of Occupational Therapy, 48, 685-695.

Evans, J. (1992b). Schizophrenia: Living with madness here and in Zanzibar. Occupational Therapy in Health Care, 8, 53-71.

Frese, F.J. (1991). Schizophrenia: Surviving in the world of normals. [videotape]. Beachwood, Ohio: Wellness Productions, Inc.

Frese, F.J. (1992). Keynote address and handout, "Twelve aspects of coping skills for seriously mentally ill persons" from the American Occupational Therapy Association, annual conference, Houston.

Gelman, S. (1999). Medicating Schizophrenia: A history. New Brunswick, New Jersey: Rutgers University Press.

Havens, L. & Weiden, P. (1994). Psychotherapeutic management techniques in the treatment of outpatients with schizophrenia. Hospital and Community Psychiatry, 45,549-555.

H.D. (Doolittle, Hilda) (1982) The Gift. New York: New Directions.

H.D. (Doolittle, Hilda) (1974; original, 1956) Tribute to Freud. New York: New Directions.

H.D. (Doolittle, Hilda) (1981) HERmione. New York: New Directions.

Jamison, K.R. (1996). An Unquiet Mind. New York: Random House.

Jones, B.E. & Gray, B.A. (1986). Problems in diagnosing schizophrenia and affective disorders among blacks. Hospital and Community Psychiatry, 37,61-65.

Kaplan, H.I. & Sadock, B.J. (1998). Kaplan and Sadock' s Synopsis of Psychiatry: Behavioral sciences, clinical psychiatry. (8th ed.). Baltimore: Williams & Wilkins.

Kleinman, A. (1999). From One Human Nature to Many Human Conditions: An anthropological enquiry into suffering as moral experience in a disordering age. Suomen Antropologi/Journal of the Finnish Anthropological Society, 24, 23-36.

Kleinman, A. & Becker, A.E. (1998). Sociosomatics—The contribution of anthropology to psychosomatic medicine. Psychosomatic Medicine, 60, 389-393.

Lindsey, K.P. & Paul, G.L. (1989). Involuntary commitments to public mental institutions: issues involving the overrepesentation of blacks and assessment of relevant functions. Psychological Bulletin, 106, 171-183.

Loring, M. & Powell, B. (1988) Gender, race and DSM II: A study of objectivity of psychiatric diagnostic behavior. Journal of Health and Social Behavior, 29, 1-22.

Luske, B. (1990). Mirrors of Madness: Patrolling the Psychic Border. New York: Aldine De Gruyter.

McGruder, J. (1999). Madness in Zanzibar: "Schizophrenia" in three families in the "developing" world. Unpublished doctoral dissertation, University of Washington, Department of Anthropology.

Modrow, J. (1992). How to Become a Schizophrenic: The Case Against Biological Psychiatry. Everett, Washington: Apollyon Press.

Moller, M.D., & Wer, J. E. (1993). How to enter the world of psychosis: A family educational perspective. Nine Mile Falls, Washington: The Center for Patient and Family Mental Health Education.

Neugeboren, J. (1997). Imagining Robert: My brother, madness and survival. New York: Henry Holt.

Podvoll, E. (1990). The seduction of madness. New York: Harper Collins.

Psychiatric News (no by line) (1984). Blacks more likely to get long acting drugs. Psychiatric News, June 15,1984. pp. 18-19.

Rhodes, L.A. (1984). "This will clear your mind": The use of metaphor for medication in psychiatric settings. Culture, Medicine and Psychiatry, 8, 49-70.

Rhodes, L.A. (1990). Studying biomedicine as a cultural system. In Johnson & Sargent (Eds.),

Medical Anthropology (pp. 160-173). New York: Praeger.

Riggs, M. (1986) "Ethnic Notions." [videorecording] San Francisco: California Newsreels.

Romme, M.A.J. & Escher, A.D. (1993) The new approach: A Dutch experiment. In M.A.J. and A.D. Escher (Eds.), Accepting Voices. London: MIND.

Thomas, P. (1997) The Dialectics of Schizophrenia. New York: Free Association Books.

Vonnegut, M. (1975) The Eden Express. New York: Praeger.

Whaley, A.L. (1998). Cross-Cultural Perspective on Paranoia: A focus on the Black American experience. Psychiatric Quarterly, 69(4), 325-343.

第5章
教育アプローチと作業療法における心理教育

▶ルネ・パディーヤ
René Padilla, MS, OTR/L

要 約 SUMMARY

患者教育はどの治療プログラムにおいても，重要な機能を持つようになっている。精神科リハビリテーション領域における作業療法士の治療においても，心理教育の手法は優位を占めている。作業療法士の論文には，たびたび心理教育プログラムの内容が述べられているが，教授方法についてはほとんど検証されていない。それゆえ，心理教育にいかに取り組むか議論し，心理教育が，私達の基本理念の原則と適合する方法であるか，作業への理解を深めるものであるかを，慎重に証明していく必要がある。そこで本章では，教授方法に関する三つのアプローチを，作業療法の価値観に基づいて比較検討する。三つのアプローチとは，管理者的アプローチ（エグゼクティブ），治療者的アプローチ（セラピスト），解放主義者的アプローチ（リベレーショニスト）である。各アプローチは，それぞれ治療過程において劇的に異なる成果を示す。最終的にそれらは，私たちと患者との関係の築き方を問うものである。解放主義者的アプローチ（リベレーショニスト）は，真の作業療法を行うために，心理教育を用いる理由と方法について，最もふさわしい道しるべとして提示される。

キーワード KEYWORD

教育，管理者的アプローチ（エグゼクティブ），治療者的アプローチ（セラピスト），解放主義者的アプローチ（リベレーショニスト）

▶ルネ・パディーヤは，クレイトン大学薬学および健康関連職業専門学校作業療法士部門教授である。

❦ 序章

　患者教育はどの治療プログラムにおいても重要な機能を持ち始めている。この20年間の精神保健の論文において，重症で難治の精神の病を持つ患者と家族の治療やリハビリテーションにおいて有効とみられる技法に「心理教育」が挙げられることが増えている。(Spencer et al., 1988; McFarlane, Lukens, & Link, 1995; Pollio, North & Douglas, 1998; Lubin, Loris, Burt & Johnson, 1998)。この用語の初期の定義の一つには，以下のように述べられている。心理教育とは，「精神疾患がもたらす障害の影響からの回復を目的に，あるいは精神疾患の治療の補助に，通常は他の継続している治療アプローチの一環として，あるいは研究プログラムの一部として教育的なテクニックや方法，そしてアプローチを用いること」(Barter, 1984, p.23)。さらに，ゴールドマン (Goldman, 1988) によると，心理教育とは，「主要領域において，精神疾患を持つ人々に対し，たとえば，疾病受容，治療やリハビリテーションに対する積極的協力の推進，障害によって失われたものを補うためのスキルの強化を行うなど，治療やリハビリテーションゴールに役立つ，教育や訓練である」(p.667)。

　心理教育の基本的前提として，情報提供は，病気や必要な治療手段，利用できる支援サービスへの理解を高めることができると考える (Greenberg et al, 1988)。成果としてたびたび報告されることは，日常生活スキルの進歩，適応能力の向上，そして患者・家族・精神保健の専門家との積極的な協力関係の構築によって，より効果的な治療と費用対効果の向上が挙げられている (Dixon, Adams & Lucksted, 2000)。特定の要素やプログラム構成によって違いはあるが，全てのプログラムは，しばしば多職種チームによって，専門的に構造化され，導入されるという共通の特徴がある (Solomon, 1996; Pollio, North & Foster, 1998; Dixon, 1999)。これらのチームには，よく作業療法士が含まれている (Dixon, 1999)。

　精神科リハビリテーションの作業療法では心理教育アプローチを

優先して用いる（Hayes & Halford, 1993）。メンタルヘルス領域における作業療法の介入は，行動療法に基づく生活技能訓練に重点を置いている（Fine, 1980; Barris, 1985; Bartlow & Hartwig, 1989; Klasson, 1989）。作業療法の論文には，しばしば心理教育プログラムの内容が述べられているが，その中でセラピストが用いる教授方法について検証されることは滅多にない。おそらく生活技能訓練における行動強化が，作業療法の基本理念と一致するとみなされているためであろう。それゆえ，教授方法が時間をかけて吟味されることはない。しかし，最近いくつかの研究の中で，作業療法の治療で学習したスキルが社会生活に役立つのかという疑問が呈されるようになっている(Wallace et al, 1992; Hayes & Halford, 1993)。さらなる懸念としては，作業療法が，専門家の助手による心理教育でのトレーニングより，より効果があるとは言い切れないという可能性である（Liberman et al, 1998）。それゆえ，心理教育にいかに取り組むか議論し，心理教育が，私たちの基本理念の原則と適合する方法であるか，作業への理解を深めるものであるかを，慎重に証明していく必要がある。

～ 基本原則——人間の作業的要素

作業療法と，多様な教授方法が適合する可能性を評価するために，まず簡単にいくつか，この職業の基本的な哲学的信念について見直してみることが必要であろう。この再検討は，包括的ではなく，一般的で典型的な原則に関するものである。それは，作業療法のユニークさとして，私たち作業療法士がサービスを提供するどのような場合でもなくてはならない原則である。

作業療法の基本的な信念とは，「人は活動的な存在である。人の発達は目的のある活動をすることによって影響を受けている」というものである。(American Occupational Therapy Association［AOTA］, 1995a, p.10) この概念に最も重要なのは，本質的なモチベーションと自己啓発と選択といった，人間の能力である（Dickerson, 1996）。

イェルザ（Yerxa, 1967）は，作業療法が患者の活動の選択をサポートすることによって，この考えを認めていることを強調し，次のように述べている。「どのような人であれ，することを決めるその人の選択なしに，何かを始めることを強制することは不可能である。私たちのユニークな治療過程における秘訣の一つは，選択することである。選択は，作業療法の最終的な目的の達成に不可欠である。そしてそれは状況に応じて，自己実現していくために，役割を果たすその人の能力でもある。なぜなら，どんなによく考えられた治療プログラムでも，患者の機能の達成度はその人の能力とそれを使う選択の両方によるものだからである」(1967, p.23)。イェルザ（Yarxa, 1967）によれば，治療の過程とは，患者が徐々に「可能性を経験する」ことができるようになり，結果を予想できるような選択をするために，現実的な情報を得ていくというものである。この過程において患者は自己実現が可能となる。

　作業療法はその創始時から，患者が自己実現を果たす助けになる独特な方法として作業を選んだ（AOTA, 1995b）。「作業」という言葉が多様な意味を持つため，この職業の歴史を通じて議論が行われてきた。作業（Occupation）とは「掴む」あるいは「手に入れる」ことを意味するラテン語の「occupaio」から派生し，行動と予期（Englenhardt, 1977），そして人生の主導権を握ること（Reilly, 1966）を意味している。ある人にとってその言葉は自己管理・仕事・レジャーや遊びに積極的に参加することを意味する（AOTA, 1993）。また別の人にとっては，「目的のある活動」と同義語になる（Henderson et al, 1991）。作業とはまた「人々が毎日行う普通の何気ないこと」とも考えられている。（AOTA, 1995b, p.1015）。作業は，適応的で自らの意思に基づいた，人と環境の相互作用から生まれる行動として（Kielhofner, 1995），また，意義のある，経時的に変化する環境への個人と目的的行為の複合的でダイナミックな包含として述べられている（Nelson, 1996, p.775）。あるいはまた，作業は自分で始めるもの，目的が指示されているもの，また，社会的に認められている日

中の活動として，それは往々にして個人的に満足するものであり，ある意味で生活の質の認識を方向づけるものとして説明されてきた (Yerxa et al, 1990)。最終的に作業は，人が地域で生活し，そして社会での有意義な貢献を学ぶ最も重要な方法として認識されてきたのである (Grady, 1995)。

それぞれの定義は理解しにくいが，次のように言える。「作業」という用語は，適応性のあるプロセスを表している。そのプロセスは，人が自身の生活の管理を引き受け，個人としてもコミュニティへの貢献者としても，作業を通じて積極的に自己実現していくことである。究極的にはどのような作業療法の試みも，この目標に向かうべきである (Yarxa, 1966)。つまりこの理念としてのフィルターを通して，教育的なものを含んだ作業を通じて行われる全ての治療的なアプローチを検証しなければならない。

「教えること」，そして作業療法哲学へのアプローチ

作業と同じように，「教えること」もまた定義をもたない多様な概念である。その考え方には無数の学派があり，それぞれが独自の哲学的価値観と教育技術を持っているが，大きく基本的な三つのアプローチ，「管理者的(エグゼクティブ)」「治療者的(セラピスト)」「解放主義者的(リベレーショニスト)」に分けられる (Fenstermacher & Soltis, 1998)。これらの各アプローチについて，作業療法で選択される治療として，心理教育と作業を検証することが必要である。

一見して各々の教授方法は，作業療法の理念と適合するようにみえる教育概念の典型である。私たちの患者との関わりに置き換えてみると，管理者の概念とは私たちが患者を現在の社会規範やしきたりに導くべきだということであろう。治療者の概念とは，一人ひとりの患者が個人的な潜在能力を発揮できるよう励ますべきだということである。最後に解放主義者の概念とは，世の中の何が現実で本当のことなのか，的を絞って考えるための知識を患者に与え，彼ら

が有意義な方法で世の中に貢献できるようにするべきだということである。しかしながらさらに詳しく検討してみると，ある部分これらの三つの概念はお互いに共存できず，作業療法の核心的な価値観というところではまったく一致しない。心理教育の過程で私たちが作業療法士を教師と考え，作業療法の患者を生徒と考えるとき，これらの食い違いはさらに顕著となる。

管理者的アプローチ（エグゼクティブ）

このアプローチでは，教師は教育の「製作者」で，そのため教えるべき事柄を決定し，授業の中身の計画を立て，伝える責任がある。さらに，教室の中や教育の場面で，教師は生徒たちのマネージャーとして振る舞い，教師が最もふさわしいと信じる決められたやり方で，生徒たちは学んでいく。このモデルの教師は，ビジネスの世界で重役たちがしているのと同じようなやり方で，人々が何を，いつ，どのくらいの時間と達成度で，次の課題に移行すべきか，あるいはやり直すのかを決めていく。管理者である教師は，学生とそのやり方を管理している（Berliner, 1983）。

また，学習内容は熟慮を要する事柄であるにもかかわらず，管理者である教師は，学習内容の専門家以上の働きを求められる。このアプローチの重点は，生徒に参加してもらい協力的な関係を保つために友好的にふるまうこと，といった教師の技量に置かれている（Sedlak, Wheeler, Pullin & Cusik, 1986）。さらに，生徒がきっかけをつかみ，フィードバックや強化を通じて学習過程に関わり続けるように仕向ける教師の能力にも重点が置かれている（Waxman & Walberg, 1991）。言い換えれば，この教育の概念は，教師の教えと生徒の学びが直結していることに重点を置いている。──生徒の学習は，知識の伝達を教師が効果的に行った結果ということである。要約すると，教師は特定の知識やスキルを，外の情報源から学習者へと移行させることに責任を負っているということになる。

管理者的アプローチ（エグゼクティブ）の仮説と作業療法の価値観とを比べてみる

と，明らかに矛盾がある。教師／セラピストは工場の生産ラインの監督者のような役割となり，そこでは生徒／患者はあらかじめ決められた規格に達するように形作られる。そしてこの規格は，教師／セラピストによって定められている。このアプローチにおいては，生徒／患者が教育のプロセスに取り組む一方，教師／セラピストは外側にとどまって指示を出す。

　管理者的(エグゼクティブ)アプローチの枠組みで実施される心理教育プログラムは，カリキュラムを順序立てることに重点を置いている。このカリキュラムでは，熟練の専門家たちが専門性に基づいて，患者が良い結果を得るために必要な知識を確立している。したがってこのプログラムでは，往々にして右へならえ式の学習成果になりがちである。たとえば，このタイプのプログラムでは最初に専門家によってさまざまな精神疾患についての講義があり，続いてそのような疾患に関する通常の治療についての講義がある。これらのプログラムには，たとえば仕事に就いている時の薬の定期的な服用をどうするとか，ストレスをどう処理すべきかといった「実用的な」話題が含まれている。患者の注意力を維持する方法として，書き込み式ワークシートも使用する。しかしながら，このアプローチの主な特徴を二つ挙げるとすれば，どの課題を提示すべきかを決める責任を教師／専門家が負っていること，そして生徒／患者に求められるのは次々にやってくる課題や作業を集中してこなすといった，あらかじめ決められたプログラムに順応することなのである。

　管理者的(エグゼクティブ)アプローチは施設や専門家には魅力的なものである。なぜなら，患者の頭の中に特定の知識を入れるのに，とても効率的で，明確で，率直な手段であるからだ。また徹底して，患者の進歩に対し，誰かに，つまり教師／セラピストに責任を追わせることが可能となる。教師／セラピストの業績は，患者が決められた目標に徐々に近づくために，いつ，どうやって強化していくかをきちんと把握し，患者に学習させる教師／セラピストの能力で決められる。

　管理者的(エグゼクティブ)アプローチは，生徒／患者の性質や興味，また作業によ

って健康になろうとする彼らの能力といった，作業療法哲学の基本的な要素を軽視しているように思われる。このアプローチでは，多くの目的ある活動や課題を含む心理教育的な経験が提案されているにもかかわらず，目的が達成されているかを評価するのは生徒／患者ではなく，教師／セラピストなのである。したがって，生徒／患者が自分の能力をどう使い，どう決め，どう自己実現するか，そのための選択を，自分でするという，作業療法の革新的な価値観が無視されている。さらに管理者的(エグゼクティブ)アプローチが力点を置いているのは，一般的なスキルをクラスやグループの全員がマスターすることであり，個々の生徒／患者のユニークな生活状況はほとんど考慮されない。この行動主義的な教えと学びの因果関係の概念は，患者の治療上の進歩を一連の凝り固まった結果に変えてしまう。生徒／患者は教師／セラピストの知恵と知識に依存しなければならない。それは，出来事（治療）の結果だけではなく，正確にいえば，望む結果を生徒／患者が導き出せるような出来事（治療）の構造の在り方に対しても，依存しなくてはならない。この過程は，自らの生活を全て管理することや，独立した個人とか社会生活への貢献者として，彼ら自身にとって特別なことを実現することは認めてはいない。実はこのアプローチは，依存関係を持続させてしまうのである。

治療者的(セラピスト)アプローチ

管理者的(エグゼクティブ)アプローチが学習すべき内容と教師のスキルを強調するのと対照的に，教授法に対する治療者的(セラピスト)アプローチでは，生徒あるいは学習者の持つ個々の違いに重点を置いている。これらの違いは学習に対する障害，あるいは学習を促進するものとみなされるが，核となる仮説は，学習者は学ぶことと学び方を分けることができないという考えである。(Fenstermacher & Soltis, 1998)

治療者的(セラピスト)アプローチにおいて教えることとは，学習者が学習内容を選択し学習を続けるように，相談にのり，手伝う過程を指す。教えることが，ほぼ準備していた内容をやることであった管理者的(エグゼクティブ)ア

プローチとは異なり，セラピストである教師は，生徒に課題を選ばせ，勉強させ，学んだことを評価させるための準備により多くを費やす。治療者的(セラピスト)アプローチにおいて教えることの目的は，学習者が本来の自分になることである。自分自身であることは人それぞれの存在の意味とアイデンティティの探求に繋がる知識を得ることで養われる。それゆえ，教えることの焦点は，学習者の特性ということになる。

　セラピストである教師は，生徒が特定の知識を得るための選択を手助けする責任を引き受け，彼らが自分のことをもっと知るように生徒をサポートする。要約すると教授法に対する治療者的(セラピスト)アプローチにおいては，教師は知識や技術を他者に伝える人ではなく，他者が自分自身の知識や技術を得るのを助ける人ということである。教師の仕事は学習者が学習内容をマスターした結果，選んだ行動について責任をとれるように，彼らの内面に目を向けさせることなのである（Rogers, 1964; Noddings & Shore, 1984）。

　教授法に対する治療者的(セラピスト)アプローチの中心は，生徒／患者の選択であるため，このアプローチはより作業療法の価値観に近いように見える。人間性心理学に根ざしている作業療法もまた，多くの創造性を引き出すものであり，一方教授法に対する治療者的(セラピスト)アプローチは個人の独自性を強調している。自由，選択，個人の成長，そして感情と心の健康の発達は，教授法に対する治療者的(セラピスト)アプローチと作業療法において共有される到達目標なのである。本来の自分になろうとする学習者に関心を持つと，作業療法哲学に特に響き合うものが見えてくる。自己実現する人とは，バランスが取れ，統合された人格と自主性・創造性・独立性・利他主義・健全な目標に向かうことといった特質を持つ人であるという観点が，両者に共通している（Maslow, 1962; Rogers, 1969; Fine, 1991; Kielhofner, 1997）。

　教授法に対する治療者的(セラピスト)アプローチの最大の関心が，学習者の個人的な成長であるのなら，重要になるのは学習者のユニークな体験，「体験学習」である（Rogers, 1969）。教師，セラピストは知識を

伝えることはしない。そのかわりに教師，セラピストにできることは，学習者が自分でやり始め，自分にとって意味のある学習に積極的になっている時，助言，提案，励ますのみである。大切なことは何を教えてもらうかではなく，何を学ぶか，なのである。

　教授法に対する治療者的(セラピスト)アプローチが提供する心理教育とは，学習者が，外に手を伸ばし，自分で得るべき対象や求めている行動を選択できるよう仕向けていくものである。心理教育のこの形式を実施するための最も効率的な方法は，個別で行うことである。それぞれの患者は行動を通して，自分にとっての意味を見出すために，独自に探求していくからである。あらかじめ決められた内容を学ぶグループ指導は，特定の目的を持つものでも，個別性を求めることは否定され，また患者を治療的学習の過程の中心には置かないであろう。グループ指導は学習者を均質化するだけでなく，学習指導にセラピストである教師の支配を強調する。

　教授法に対する治療者的(セラピスト)アプローチは，一人ひとりの人への尊厳と希望に満ちているように思われるため，作業療法を実践する者には，魅力的である。しかしながら，このアプローチに関しても懸念が生じる。それは目的，自由，感情，感覚，そして主観的な体験といった語り口においては，生徒／患者はあくまで自分たちを中心に置いているため，他者への配慮も，生徒／患者がそれに意義を認めるかどうかによって取り入れられる（Nodding, 1995）。この方法においては，公共の利益や地域社会生活や民主的な社会への貢献に対する責任を負うことは，二の次と見なされている。

解放主義者的(リベレーショニスト)アプローチ

　管理者的(エグゼクティブ)アプローチでは，特定の知識を伝える教師のスキルを強調している。また，教授法に対する治療者的(セラピスト)アプローチでは，知識を選択し習得するための学習者の能力を強調している。それらに対し，三番目のアプローチは，知識あるいは学習の内容そのものをまず大切にするものである。教授法に対する解放主義者的(リベレーショニスト)アプローチ

の目的は，生徒の心を日々の経験や慣習や固定観念という制約から自由にすることである（Fenstermacher & Soltis, 1998）。知識とは得るべきもの，また「持つべき」ものとする管理者的アプローチ（エグゼクティブ）や，知識は個人の成長のために使われるものとする治療者的アプローチ（セラピスト）とは対照的に，解放主義者的アプローチ（リベレーショニスト）では，知識とはただ鵜呑みにするものではなく，経験してこそ得られるべきものだとしている（Peters, 1973; Bruner, 1987; Nodding, 1995 & 1999）。知識には本質的に特定の行為を求められる，というのが解放主義者的アプローチ（リベレーショニスト）の基本的な信念であるがゆえに，教師はそのような行為のモデルとなって指導しなければならない。言い換えると，科学を理解するために，教師や生徒は単に科学について学ぶのではなく，科学を「する」のでなければならない。文学を理解するには，教師も生徒も文学の創造に活動的に関わらなければならない，などである。何をどのように学ぶのかを決めるのは，エキスパートとしての教師ではなく，個人的な意義を探求している生徒でもない。解放主義者的アプローチ（リベレーショニスト）において，学びや行動の特定の方法に必要なのは，趣旨や主題そのものなのである。

　解放主義者的アプローチ（リベレーショニスト）では，一般的なやり方として，教師と生徒が向き合って学習することに重きを置いている。好奇心や賢明な懐疑心と共にある誠実さ，実直さ，公平さは，知識と同時に発達していくものである。なぜなら学習とは，何から学ぶかだけでなく，どう学ぶかによっても左右されるものだからである。それゆえ解放主義者的アプローチ（リベレーショニスト）の教師は，生徒と共に学び，モデルを示すことで，これらの特徴を教えなければならない。

　上述のように，解放主義者的アプローチ（リベレーショニスト）のねらいの一つは，知識そのものの性質に関連する。しかし，学びが生じる社会的な背景をよく考える必要がある。考慮すべき点は，それぞれの学習者を取り巻く生徒と教師の集団よりはるかに広範なもので，社会全体が対象となることである。解放主義では社会全体を，力を持つ者が自己主張し，自分を劣っていると思う者は無力である運命を受け入れると

いう，恒常的な戦いと抑圧の場と見なす。解放主義の思想家は，あまりにも教師が権力を持ち，生徒が持たないというように，教育が抑圧的な社会構造の道具となっており，それゆえより広範な社会状況を再生産してしまうものと論じている（Freire, 2000）。そこで解放主義者の授業は，生徒の心を社会経済的階級やジェンダーや人種や民族性といった，抑圧的な考え方の無意識の呪縛から解き放つというものになる。なぜなら抑圧的な考え方は生徒を弱めさせ，よりよい生活から切り離すものだからである。

解放主義者の教育の二つのねらい——知識は経験されるべきものであること。そして教育は抑圧に挑む人を助けるべきものであること——は，「批判的意識」という概念に表れている（Freire, 1974）。「批判的意識」を発展させるために，生徒と教師は対話し，協力しなければならない。そして共に，よりよく，より新しい現実のイメージを発展さねばならない。「批判的意識」は教師と生徒が一緒になって，物事をあるがまま無意識に受け入れることから踏み出して，抑圧の中にあっても世界を批判的に理解していくときに現れる。この観点から，教育の究極の目的は，生徒が教室でも社会においても，対等な存在として参加するために，自分自身を解放することとなる（McLaren, 1989; Popkewitz, 1991; Noddings, 1999）。

解放主義の考え方は，心理教育の概念と作業療法の実施の双方に，いくつかの興味深い課題を提起する。「批判的意識」の発達には，知識を得るばかりでなく，知識の根底概念に基づくシステムについて学ぶことも必要となる（Freire, 2000）。これらの概念に基づくシステムは，疑問や批判的に検証する仮説と価値観で成り立つ。したがってこの観点から，心理教育（と作業療法のプロセス自体）は，そのような教育や治療はそれでも必要なのかどうか，疑うことから始めるべきであろう。学ぶことは，学習者をその内容やプロセスに巻き込むだけでなく，学ぶ必要性が生じたという前提をも巻き込むことになる（Meizirow, 2000）。これは不快なプロセスになるであろう。なぜなら作業療法の介入を正当化する理由に，往々にして疑問

を向けるものであろうから．

　解放主義者の観点から学ぶことは，知識の基盤にある価値観や仮説の理解で終わらない。このアプローチは全ての参加者に（教師も生徒も），自身の価値観や仮説を批判的に検証するように求める。私たち一人ひとりは，自分を取り巻く世界や知識をそれぞれの仕方で解釈したうえで，重要な役割をこなしている。いかに，これらの個人的な価値観や仮説が，人間を制限しているかを理解することによってのみ，学習者の心は真に解放され得る。解放主義者的（リベレーショニスト）アプローチで特に焦点となるのは，学習者の持つ抑圧の社会システムを永続化するような価値観や仮説を，批判的に疑うことである。このアプローチにおいては，自我の発達は公共の利益の発展にむけた一つのステップにすぎない。公共の利益の発展は，次のような時にのみ，起こる。つまり「人は，仲間の人情味に人間らしさを感じ，共に連帯感をもつことによって豊かな人間性の探求に向う——批判的意識は，他者が人間らしくない限り，誰も人間らしくなれないことを知っている」(Freire, 2000, p.34)。この連帯はコミュニティを通してのみ成し遂げられる。

　解放主義者の考えには，心理教育は患者と作業療法を実践する者が，オープンに議論するという対話の形式が取り入れられる。いかに彼らの信念と行動が，共同体の生活に，また抑圧や解放を繰り返す社会に貢献しているかといった議論である。作業療法士と患者の出会いは上下関係のないものであり，そこでは患者の個別のニーズや成長のための患者のニーズに対する作業療法士の評価ではなく，「地域で人間らしく生活するための共謀者」であることに焦点があてられる（Mezirow, 2000, p.26) 作業療法士はこのプロセスに対し部外者ではなく，社会の意義やその未来を構築することにおいて，患者と密接に関わることになる。

　このような状況では，たとえばストレスマネジメントについての心理教育は，身体的なストレスとそれを扱う技術だけでなく，いかに私たち各人が自身のストレスやお互いのストレス，また他者

のストレスの一因となっているかを検証することも含む。私たちはなぜそのサイクルが続くことを許しているのか、といった議論が必要になるだろう。さらに、いかにしてストレスが起き、特定のコミュニティや社会全体に影響を与えるのかを検証することは、私たちが個々人としてまた集団として、自分の生活の中だけでなく、社会全体の中でとる行動の探求を伴うものとなろう。要するにその行動は、共に取り組むべきものである。このことで、私たちはたとえば行政の代表者たちに電話をしたり、手紙を書いたり、公衆の抗議行動に参加したり、あるいは地域社会の事業計画に関わったりするようになるかもしれない。

❧ 結論

　ここに述べられた教えることについての三つの考え方は、まったく異なる目的を成し遂げる。管理者的(エグゼクティブ)アプローチは情報の伝達に、治療者的(セラピスト)アプローチは個人的な意義に、解放主義者的(リベレーショニスト)アプローチは公共の利益に重点を置いている。これらの各々のアプローチによって始められた心理教育は、そこからまた異なる目的を成し遂げることになる。作業療法士が心理教育のプログラムにたびたび関わるのなら、そのようなプログラムの目標は、教育アプローチと全ての作業療法の介入を底辺から支える哲学的価値の双方から見て、評価されるべきである。

　作業療法士による管理者的(エグゼクティブ)アプローチからの心理教育では、最も明確な価値の対立が生じる。その実践者が中心となって、患者の必要とする知識や学び方を決める力を持つ。患者の実生活より治療前後の変化に重点を置くため、教育の持つ意味は薄れ、また機能の構成要素の統合よりも、各機能の構成要素の発達を強調することになる。精神疾患を持つ多くの患者は、自身や他者のために高度な選択能力は持たないため、まず選択能力を発展させることが必要だと、人は言う。この判断の結果からいけば、機能の構成要素の発達に重

点を置く作業療法の介入が生じる（たとえば，注意力や忍耐力を増すことといったように）。しかし私たちには，構成要素を動因とする療法は効果的ではないことがわかっている（Trombly, 1995; Lin, Wu, Dengen & Coster, 1997)。いずれにしても，心理教育という選択は，認知的な情報を処理することが困難な，認知機能に重度の損傷のある患者にはふさわしくない。管理者的(エグゼクティブ)アプローチは，患者の力を低く見なしており，心理教育のこの形式は信頼のおける作業療法とは考えられていない（Yerxa, 1966)。

　教授法における治療者的(セラピスト)アプローチは，管理者的(エグゼクティブ)アプローチと対照的に患者の持つ力を重要視しており，作業療法とより共存しやすいとみなされがちである。しかしこのアプローチは，個々の選択時の患者の独自性を通して維持されており，社会的な存在の成長に貢献するという作業療法の価値を，完全には実現していない。この観点から見た心理教育は，患者がそれに関心を示した場合のみ，コミュニティでの生活に取り組むものとなる。さらにこの観点から見た心理教育は，どんな集団アプローチも人々を均質化し，ユニークさを弱めるものとみなすために，個人レベルで行うものになりかねない。それゆえ作業療法の価値観は，完全には実現されない。

　結局，教授法についての解放主義者的(リベレーショニスト)アプローチこそが，作業療法士と患者が共に関係を探求しあい，疾病理解と治療の必要性の背景にある仮説を批判的に分析するという作業療法のユニークな観点を提供する。解放主義者的(リベレーショニスト)アプローチでは，実生活からかけ離れた準備や訓練よりむしろ，作業療法の体験が地域での実生活の経験として認められることを求める。上述の，管理者的(エグゼクティブ)あるいは治療者的(セラピスト)アプローチとは異なり，解放主義者的(リベレーショニスト)アプローチを実践する作業療法では，作業療法士と患者は作業療法を学ぶ過程においては同格であり，両者が共に学び合いながら地域での学びを形づくる。この場合，作業療法の過程は，患者にとって，訓練でも準備でもなく，地域での体験の一つとなる。患者の生活や背景は，作業療法と切り離されるものではない。かわりに，作業療法の背景が，いかに患者の

より広範な生活状況と調和しているか，ということを理解すべきである。最も重要なことは，患者の作業療法の経験が，実際に，社会での生活の充実に役立っているか，あるいは，患者の内側や社会の中で，自分が本質的な平等に値しない，あるいは異なっていると感じていることの一因となっていないか，批判的に考えることである。

　これらの三つのアプローチの違いは，時に些細なものだが，治療過程では，劇的に異なる結果を示す。結局のところ，これらのアプローチは，患者との関係をいかにして築くかという問いをもたらし，私たちが真の作業療法を実践するために，心理教育をどのように，なぜ用いるのかを指し示すのである。

文献 REFERENCES

American Occupational Therapy Association (1995-a). The philosophical base of occupational therapy. American Journal of Occupational Therapy, 49, 1026.

American Occupational Therapy Association (1995-b). Position paper: Occupation. American Journal of Occupational Therapy, 49, 1015-1O18.

American Occupational Therapy Association (1993). Position paper: Purposeful activity. American Journal of Occupational Therapy, 47, 1981-1082.

Barris, R. (1985).Psychosocial occupational therapy education, Mental Health Special Interest Section Newsletter, 7, 4: 1-2.

Barter, J. (1984). Psychoeducation. In J. Talbott (Ed.) The chronic mental patient: Five years later. New York, NY: Grune & Stratton.

Bartlow, P. & Hartwig, C. (1989). Status of practice in mental health: Assessment and frames of reference. Australian Occupational Therapy Journal, 36, 180-192.

Berliner, D. (1983). The executive functions of teaching. Instructor. September: 29-39.

Bruner, J. (1987). Actual minds, possible worlds. Cambridge, MA: Harvard University Press.

Dickerson, A (1996). Should choice be a component in occupational therapy assessment? Occupational Therapy in Health Care, 10, 3: 23-32.

Dixon, L. (1999). Providing services to families of persons with schizophrenia: Present and future. Journal of Mental Health Policy andEconomics, 2, 3-8.

Dixon, L., Adams, C., & Lucksted, A. (2000). Update on family psychoeducation for schizophrenia. Schizophrenia Bulletin, 26, I: 5-20.

Englehardt, H. (1977). Defining occupational therapy: The meaning of therapy and the virtues of occupation. American Journal of Occupational Therapy, 31, 666-672.

Fenstermacher, G., & Soltis, J. (1998). Approaches to teaching, 2nd ed. New York, NY: Teacher's College Press.

Fine, S. (1991). Resilience and human adaptability: Who rises above adversity? The 1991 Eleanor Clarke Slagle lecture. American Journal of Occupational Therapy, 45, 493-403.

Freire, P. (2000). Pedagogy of the oppressed (30th Anniversary Edition). New York: Continuum Publications.

Freire, P. (1974). Educating for critical consciousness. New York: Continuum Publications.

Goldman, C. (1988). Toward a definition of psychoeducation. Hospital and Community Psychiatry, 39, 666-668.

Grady, A. P. (1995). Building inclusive community: A challenge for occupational therapy. The 1995 Eleanor Clarke Slagle Lecture. American Journal of Occupational Therapy, 49,300-310.

Greenberg, L., Fine, S., Cohen, C., Larson, K, Michaelson-Baily, A, Rubinton, P.,& Glick, I. (1988). In interdisciplinary psychoeducation program for schizophrenic patients and their families in an acute care setting. Hospital and Community Psychiatry, 39, 277-282.

Hayes, R. & Halford, W. (1993). Generalization of occupational therapy effects in psychiatric rehabilitation. American Journal of Occupational Therapy, 47, 161-167.

Henderson, A., Cermak, S., Coster, W., Murray, E., Trombly, C.,& Tickle-Degnen, L. (1991). The issue is: Occupational science is multidimensional. American Journal of Occupational Therapy, 45, 370-372.

Kielhofner, G. (1995).A model of human occupation: Theory and application. 2nd ed. Baltimore, MD: Williams & Wilkins.

Kielhofner, G. (1997). Conceptual foundations of occupational therapy, 2nd ed. Philadelphia, PA: FA Davis.

Klasson, E. (1989).A model of the occupational therapist as case manager: Two case studies of chronic schizophrenic patients living in the community. Occupational Therapy in Mental Health, 9, 63-89.

Liberman, R., Wallace, C., Blackwell, G., Kopelowicz, A., Vaccaro, J., & Mints, J. (1998). Skills training versus psychosocial occupational therapy for persons with persistent schizophrenia. American Journal of Psychiatry, 111, 1087-1091.

Lin, K., Wu. C., Dengen, L. & Coster, W. (1997). Enhancing occupational performance through occupationally embedded exercise: A meta-analytic review. Occupational Therapy Journal of Research, 17, 25-47.

Lubin, H., Loris, M., Burt, J., & Johnson, D. (1998). Efficacy of psychoeducational group therapy in reducing symptoms of posttraumatic stress disorder among multiply traumatized women. American Journal of Psychiatry, 155, 1172-1177.

Maslow, A (1962). Toward a psychology of being. New York: Van Nostrand.

Mcfarlane, W., Lukens, E., & Link, B. (1995). Multi-family groups and psychoeducation in the treatment of schizophrenia. Multi-family groups and psychoeducationin the treatment of schizophrenia. Archives of General Psychiatry, 52,679-687.

McLaren, P. (1989). Life in schools: An introduction to critical pedagogy in the foundations of education. New York: Longman.

Mezirow, J. (2000). Learningas transformation: Critical perspectives on a theory in progress. San Francisco, CA: Jossey-Bass,

Nelson, D. (1996). Therapeutic occupation: A definition. American Journal of Occupational Therapy, 50, 775-782.

Noddings, N. (1995). Philosophy of education. New York: Westview Press.

Noddings, N. (1999). Justice and caring; The search for common ground in education. New York: Teachers College Press.

Noddings, N. & Shore, P. (1984). Awakening the inner eye: Intuition in education. New York: Teachers College Press.

Peters, R (1973). The philosophy of education. London: Oxford University Press.

Pollio, D., North, C., & Foster (1998). Content and curriculum in psychoeducation groups for families of persons with severe mental illness. Psychiatric Services, 49, 816-822.

Popkewitz, T. (1991). A political sociology of educational reform; Power/knowledge in teaching, teacher education, and research. New York: Teachers College Press.

Reilly, M. (1966). A psychiatric occupational therapy program as a teaching model. American Journal of Occupational Therapy, 20, 60-67.

Rogers, C. (1969). Freedom to learn. Columbus, OH: Charles E. Merrill.

Sedlak, M., Wheeler, D., Pullin, C. & Cusik, A (1986). Selling students short: Classroom bargains and academic reform in the American high school. New York: Teacher's College Press.

Solomon, P. (1996). Moving from psychoeducation to education of families of adults with serious mental illness. Psychiatric Services, 47, 1364-1370.

Spencer, L, Glick, I., Haas, G., Claekin, J., Lewis, A, Peyser, L, DeMane, N., Good-Ellis, M., Harris, E., & Lestelle, V. (1988). A randomized clinical trial of inpatient family intervention: Effects at 6-month and 18-month follow-ups. American Journal of Psychiatry, 145,1115-1121.

Trombly, C. (1995). Occupation: Purposefulness and meaningfulness as therapeutic mechanisms: The 1995 Eleanor Clarke Slagle Lecture. American Journal of Occupational Therapy,49, 960-972.

Wallace, C., Liberman, R, MacKain, S., Blackwell, G., & Eckman, T. (1992). Effectiveness and replicability of modules for teaching social and instrumental skills to the severely mentally ill. American Journal of Psychiatry, 149, 654-658.

Waxman, H. & Walberg, H. (1991). Effective teaching: Current research. Berkeley, CA: McCutchan.

Yerxa, E. (1967). Authentic occupational therapy: The 1966 Eleanor Clarke Slagle Lecture. American Journal of Occupational Therapy, 21, 1-9.

Yerxa, E., Clark, F., Frank, G., Jackson, L, Parham, D., Pierce, D., Stein, C., & Zemke, R. (1990). An introduction to occupational science: A foundation for occupational therapy in the 21st century. Occupational Therapy in Health Care, 4, 2, 1-17.

第 **3** 部　リカバリー原則に基づいた実践と研究
APPLICATION OF RECOVERY PRINCIPLES

第3部　リカバリー原則に基づいた実践と研究

第6章
地域精神保健領域におけるリカバリーと作業療法

▶ジェイソン・L・ウォーレンバーグ
JASON L. WOLLENBERG, OTR

要　約 SUMMARY

　本章の目的は，新人作業療法士の視点から，リカバリーとウェルネスに焦点をあてた地域精神保健領域における作業療法の機能を明らかにすることである．リカバリーとウェルネスの理念は，サービスは利用者中心であり利用者が駆動しながら実施するという介入理念と一致する．本領域の作業療法は，精神保健センターと作業療法の臨床教育プログラムの関係を通して始まった．著者は，精神保健センターのスタッフとして最初に採用された作業療法士であり，リカバリーの基本原則に合致する作業療法プログラムを開発した．本論では，作業療法プロセスの概要の中で，「作業療法」と「リカバリーとウェルネス」との関連について述べた．また，サービス中断から，リカバリーとウェルネスの実践のユニークな側面を詳細に示した．最後のケーススタディでは，地域精神保健領域におけるリカバリーと作業療法の関係を示す一例を提示した．

キーワード KEYWORD

　リカバリー，作業療法，地域，精神保健，プロセス

▶ジェイソン・L・ウォーレンバーグは，ワイアンドット地域ヘルスケア行動センターに勤める地域統合のスペシャリストである．

背景

　著者は，最近，大学の作業療法学科を卒業し，主要都市の地域精神保健センターの最初の作業療法スタッフとして従事するというユニークな経験をした。学生時代には，同じ施設でレベルⅡの全分野の臨床実習を経験するという幸運にもめぐまれた。カンザス大学メディカルセンターにおける作業療法の教育課程では，数年前から精神保健センターの地域支援サービスでの臨床実習が行われてきた。学生たちは，作業療法士の資格を持つ臨床実習指導者の指導の下，臨床実習の教育課程を修了し，それまで作業療法士がいなかった施設で作業療法プログラムの開発にとりくんだ。著者は偶然にも，精神保健センターにおける作業療法の役割を作りあげ，定着させ，そして作業療法サービス実践の手順を発展させるという一連の過程に学生として関わった。精神保健センターでは，寛容にも作業療法士を職員として採用し，作業療法士が提供できるユニークなサービスを公開した，作業療法士を職員にすることで，その寛容さを表現した。この新しい専門的立場によって，地域精神保健領域での作業療法サービスが拡大するという意義深い機会がもたらされた。著者は，数年間かけて臨床実習学生が形作った基盤を構築する責任を与えられたことに大変な喜びを感じた。

リカバリーにおけるパートナーシップ

　作業療法と精神保健センターの関係は，当初，実践に対する共通の理念によって作られた。精神保健センターで提供される全てのサービスで，リカバリーの原則が強調されている。このリカバリーの原則は，単に精神疾患を抱えた人々の安定を目的とした治療モデルを転換したものである。つまり，以前のモデルでは，彼らが入院せずに比較的症状が軽い場合には，安定していると判断されていた。安定しており，入院の可能性や症状悪化の危険性がない場合は，サ

ービスの必要性はあまりなかった。しかし，この以前のモデルの考え方は，精神疾患を経験した人が直面する問題の範囲を網羅していない。夢や希望は精神疾患の診断を受けることで失われるわけではないが，以前から行われてきた治療は症状を改善することで入院しないで済んでいるという状態を維持するためだけの支援であった。一方，リカバリーモデルは，人生の目標や希望が達成されるように彼らを支援する。そして，地域精神保健センターは，このリカバリーを促進するためのサービスを提供する。たとえば，サービス利用者らが精神疾患について学ぶ教室があり，彼らは家族や大切な人たちをその教室に連れてくることができる。また，自己の権利擁護や政治的な意識，スティグマと戦うためのスキルを獲得するためのグループも行っている。

コミュニティには，精神疾患を抱えた人自身が，リカバリーの旅の途上にある人々のモデルとなる雰囲気もある。リカバリーに基づく雰囲気と取り組みは，組織のポジティブで刺激的な環境を作り出し，作業療法は，彼ら自身のそれぞれのリカバリーの旅において，彼らが手に入れやすい支援サービスと非常に一致する。すなわち，作業療法士は，サービス利用者が最大限の潜在能力を発揮するために，スキルの改善あるいは活動の調整，環境の整備を支援することができる。組織は，リカバリーモデルにおける作業療法の肯定的な恩恵を最大限に認めている。それは，作業療法のユニークさと，別のやり方ではサービス利用者の手の届かないサービスを提供するという利益である。また，リカバリーとウェルネスに焦点をあてることは，利用者が受けるサービスにおいて，彼らがサービス受給者であり，消費者であり，最も重要な決定者であり，利害関係者でもあることを認める環境を作り出す。多くの場合，サービスを受ける者がそのサービス内容を決めるのは当然のことのように思われる。しかし，精神医療の歴史では，この考え方とは矛盾する非常に異なった構図が描かれてきた。つまり，長年，個人の発言権がきわめて低いところでは，本人が受けるべきサービスに関して，特定の治療だ

けが精神医療として認められてきた。しかし，地域精神保健の領域では，リカバリーとウェルネスに焦点を当てることで，治療的な意味論の中でさえ，患者／クライエントが精神保健サービスの消費者であるという考え方に変わってきた。この意味論の変化は，精神保健サービスを受けたいと願う人や，必要とする人に対して，サービスをどう提供するかという点においても，重要な転換をもたらす。この変化の影響で，現在では，サービス利用者が介入とサービス計画を実践する上で，最も重要な役割を果たしている。リカバリーとウェルネスのモデルにおいて，精神保健領域のサービス計画におけるやり方は，サービス利用者としての大変優れた役割をもたらしている。

サービス利用者は，彼らのケースマネージャーと一緒に目標を決めるなど，個人のサービスプランを作り，工夫して目標達成の計画を立てる。そして個人のサービスプランで示された長期目標は，本人の言葉であり，本人自身の意思で決めたものである。また，計画に示された全てのサービスは，本人が決めた目標に直接関係していなければならない。サービス利用者が自分で決めた自分自身の目標であるため，目標のほとんどは現実的な生活に根づいている。たとえば，多くのサービス利用者は，自立生活の獲得，あるいは獲得した自立生活を維持するという目標を持っている。サービス利用者に作業療法サービスを提供し，リカバリーゴールの達成に向けた支援をしていくことは，作業療法士にとっても大変意義のある機会となる。また，目標達成のために，目標設定後にもあるいは定期的な目標の修正においても，本人自身が作業療法サービスに関する最終的な決定権を持っている。

地域精神保健センターでは，ケースマネージメントおよび職業リハビリテーション，ホームレス対策と支援，医療クリニック，心理社会的リハビリテーション，ピアサポートプログラム，そして新しい概念に沿った作業療法を提供する。サービス利用は，精神保健センターの教育的な支援によって，自分に役立つサービスに関する知

識を得ることができる。そして，その知識に照らしながら，自身のために計画されたプログラムを検証することができる。しかし，最終的に目標を達成させることができるのは，サービスを利用する本人自身の決意である。たとえば，ある利用者は，「自分自身の自立生活の状態を維持する」という目標や「社会性を向上する」という目標を持っているかもしれない。このような目標をもつサービス利用者の多くは，自分のアパートを清潔に保つことが困難であり，家庭で孤立して時間を持て余す生活をおくる傾向が強い。その場合には，ケースマネージャーは，本人に利用できる選択肢を提示して，妥当なサービスを選択できるように援助する。たとえば，ケースマネージャーは，退屈な生活状況を改善するために，社会生活の適応を目的とした活動を増やすことや，心理社会的リハビリテーションのグループへの参加を提案することができる。また，サービス利用者がアパートを清潔に保てるように，生活能力を向上させるための作業療法を紹介することもできる。最後に，職業リハビリテーションの専門チームの介入によって，職業斡旋や就労前職業訓練への紹介も提案されるかもしれない。

　最もよくありがちな状況としては，サービス利用者は，ソーシャルグループやレクリエーション活動に参加し始めるとともに，作業療法士と一緒に，家庭の維持のために働くことを選択する。しかしながら，本人がまだこの時点で，働くことについて考える準備ができていないが，将来に向けた選択肢は持っていたいと決めているかもしれない。リカバリーにおいては，利用するサービスに関して自分自身で優先順位を決める。これは，そのやり方を示している良い例である。さらに，このようなシステムは，リカバリーの過程で，ユニークな機会を提供するのであり，また有益な支援として作業療法が適材適所であることを実証している。

目的

　この章の目的は，新人の作業療法士の視点から，リカバリーとウェルネスに焦点を当てた地域精神保健領域での作業療法が，どのように機能するかを明らかにすることである。リカバリーモデルは，作業療法プロセスのあらゆる面で非常に大きな衝撃をもたらした（American Occupational Therapy Association, 2000）。著者は，前項のリカバリーモデルに基づく方法で，作業療法サービスの手順の開発から作業療法の実践へと発展してきた経緯を述べ，作業療法プロセスとその方法のそれぞれの段階の特徴を説明してきた。しかし，本論文は，作業療法プロセスの論理的な説明を意図するものではない。地域精神保健領域でのリカバリーにおける作業療法の包括的な全体像を説明し，作業療法とリカバリーの関係の概要を説明するものである。この領域では，作業療法が立ち向かうべき広範で，多彩な問題点とニーズが存在する。これらの問題は，主として精神保健領域の問題であるが，身体的な機能障害の問題も多く含まれている。リカバリーとウェルネスのモデルを理解することは，われわれ作業療法士が，包括的観点から人を見るようになり，本質的な介入ができるようになることである。

　通常，サービス利用者が作業療法サービスを依頼する最も重要な理由は，糖尿病や関節炎，失禁，脳卒中，種々の骨破壊などの身体的機能障害があることである。しかし，個人の精神的なニーズが理由で，彼らには自分が抱える身体的問題の処理や回復に対しての独特の考え方がある。たとえば，彼らは，身体的な問題そのものに対する援助よりも，身体的問題によって引き起こされるストレスと生活の変化に対処するための援助が必要なのかもしれない。その際は，作業療法プロセスの開始当初から終了まで，身体面と精神的健康との関係とバランスを考慮することが重要である。われわれが確立し実践してきた作業療法の方法は，紹介から中断・変更にいたるまで，リカバリーの概念で貫かれている。

第1段階―紹介

　作業療法プロセスの最初のステップは，地域精神保健領域で初めての作業療法サービスを提供するという試みでもあった。作業療法を実践するためには，まず，サービス利用者に作業療法士のサービスを紹介する手段が必要である。そのために，他の専門職やサービス利用者らに対して，作業療法や作業療法士が提供できる評価，介入についての啓発が必要であった。活発なフィールドワークを実践した最初の数年間は，精神保健センターのスタッフやサービス利用者が，作業療法士の技術や提供するサービスに慣れるために費やされた。しかしながら，フィールドワークを担当した学生のグループは，以前のグループが実践してきたことをさらに発展させ，拡大していく必要性があった。そのためには多くの時間を要し，われわれは繰り返し，スタッフとサービス利用者に作業療法サービスを売り込む必要があった。この売り込みは，ケースマネージャー，サービス利用者，その他のスタッフとの，この領域における作業療法の役割理解のためのミーティングという形をとることとなった。また，売り込みをすることは，当事者が作業療法サービスを活用できる範囲を拡大し，有効でわかりやすい包括的な紹介の書式作成にもつながった。

　リカバリーモデルは，作業療法の紹介状の枠組みに影響を与えただけでなく，現在では作業療法サービスの売り込みに必要な導入指針にもなっている。最近では，当事者のリカバリープロセスのための有効な追加手段として，作業療法の売り込みも行うようになっている。作業療法紹介状では，リカバリーの尺度を利用することで，サービス利用者のリカバリーの段階の確認に焦点があてられている（図1）。このプロセスにリカバリーを盛り込むことで，作業療法はリカバリーモデルの構成要素の一部となった。

　ところで，この領域での紹介プロセスは，リカバリーモデルではどのように見えるのだろうか？　作業療法士は，ケースマネージャーや他のスタッフからの紹介状を受け取るだけでなく，サービス利

図1 これは，現在この地域精神保健の場面で用いられている作業療法紹介の書式である。基本的背景と具体的技能の向上の領域，サービス利用者のリカバリー段階の尺度を含む情報が追加される。

作業療法紹介状

利用者氏名：	ID番号：
住所：	担当ケースマネージャー：
電話番号：	

紹介理由：

要望されたサービスに応えるための個別のサービス計画のゴールを記入してください。
領域：
ゴール：

観察から得られたサービス利用者のリカバリーの段階はどれですか？

面倒なことを処理する	基本的機能の回復	セルフ・エンパワーメントの開発	学習と自己の再評価	QOLの向上
●病識を持つことと障害受容 ●変わりたいという希望とモチベーション ●希望／感動の源を見出す／持つ	●基本的ニーズを管理すること：食事，健康，基本的な身体管理 ●活動性：運動，余暇活動 ●他者との関係	●自分のリカバリーに責任を持つこと ●行動に関する責任 ●決定力と勤勉さ ●リスクをとっても，挑戦する勇気	●以前の自分の能力を回復することと新しい自己の開発 ●病気よりも自己について学ぶこと	●全ての幸福感を得るための努力をすること ●精神的な安定に関わる目標に向かって努力する。 ●他者のリカバリーモデルとなる役割を取ること

具体的な技能開発の領域（適応するもの全てをチェックしてください）		
自己管理技能	**家事の技能**	**社会参加技能**
□整容／健康（入浴，着衣，口腔清潔，他）	□掃除	□対人関係技能（争い，意思決定，コミュニケーション）
□健康管理（栄養，社会適応，他）	□洗濯	□職業的能力
	□買い物	□教育的能力
□生活／ストレス管理	□金銭管理	□余暇／レクリエーション活動
□個人的／社会的安全性	□子供／高齢者の世話	□社会的責任能力
□移動能力（外出）	□食事の準備	□その他
□その他	□その他	

コメント：

紹介者サイン：	日付：

用者自身の紹介状もまた受け取る。リカバリーモデルは，本人自身の個人的投資と向上心に重点をおく。それゆえ，本人自身の紹介状は，自分自身のリカバリー過程をサポートするために，作業療法の利用を選択するという本質的な意味がある。実際には，通常，専門職としてサービス利用者と最も密接な関係にあるのはケースマネージャーであり，ほとんどの紹介状はケースマネージャーから提出される。そのため，作業療法士にとって重要なことは，ケースマネジメント・チームに対して，作業療法士が提供できるサービスの啓発や作業療法に関する情報提供を行うことである。そうすることで，ケースマネージャーは作業療法に関する知識を得て，リカバリーをサポートする作業療法をサービス利用者に薦めることができる。紹介状には，氏名および広範囲な治療目標，リカバリー段階，具体的な技能の向上を希望する領域の情報が記載される。紹介状を得た後，作業療法の次のステップは，紹介と同様にリカバリーモデルに基づくスクリーニングである。

第2段階―スクリーニング

　スクリーニングプロセスとは，作業療法士がサービス利用者を評価するために，正確で有効なアセスメントを選びだすための十分な情報を得ることを言う。また，作業療法が適切かどうか，あるいは他の専門職への紹介が必要かどうかを決定するために用いる。このプロセスにおいて最も基本的で一般的なものは，チャートレビュー[訳註1]である。サービス利用者が抱える重要な問題点を把握するために，病気の徴候や治療歴に関する情報収集は有効である。このチャートレビューは，サービス利用者が治療チームの他のメンバーと一緒に活動する際の詳細な活動内容をも提供する。サービス利用者のリカバリーゴールの進展を支援するために，このチャートレビューから得られる情報によって，作業療法士がどの時点で介入すれば最も

訳註1　チャートレビュー：再調査・評価内容を図表で示したもの。

効果的かということが判断できる。しかし，作業療法士が独りでチャートを再検討した場合には，スクリーニングプロセスに必要な内容の不足という事態を招く恐れもある。そのため，いずれの形式的な評価であっても，評価を始める前に二人で情報を得るようにしている。ケースマネージャーは，作業療法の紹介状に記載された問題についての独自の視点を持っており，彼らが紹介状に記載した内容よりも，直接会って話すことで知り得た問題についての詳細な報告がなされるだろう。また，彼らは，サービス利用者との最善の関わり方やコミュニケーション方法，他に活用できる事業計画に関する素晴らしい情報も持っている。作業療法士がサービス利用者とともに活動する際には，ケースマネージャーは有益な資源であるとともに，長期にわたって緊密に連携していく専門職でもある。

　正式な評価の前に，ケースマネージャーの次に情報を得るべき人，そして最も重要なのは利用する本人である。スクリーニングプロセスにおいて，サービスを利用する本人からの情報収集はリカバリーモデルの本質的要素である。彼らは，紹介状に示された事柄についての実際的な支援を必要としており，自身のリカバリーゴールに向かって前進するために作業療法士とともにすすんで活動しようとする。本人自身がその事柄に取り組むということは，作業療法の介入に向けた本人の期待と目標を確かめる機会でもある。この時点で，もし本人あるいはケースマネージャーが詳細に説明する事柄が作業療法の範囲外のものであれば，他の専門職あるいは援助とは別の資源である教育を紹介する。本人が作業療法サービスを望まないことも，サービスにお金を使わないということもしばしば起こる。最終的には，サービスを利用する本人が決めるということがリカバリーモデルの本質である。また，何かに取り組むことに興味がない場合には，作業療法の介入は成功しないかもしれない。しかし，リカバリーモデルはまた，自分のリカバリーの創造者となるための変化に関心を持つ人たちをエンパワーする。スクリーニング面接では，作業療法介入の方向や目的について，サービスを利用する本人

の考えを述べることが認められている。

第3段階―評価

作業療法士は，紹介状とスクリーニングプロセスから得られた情報をもとに，適切な評価方法を選択する。選択された具体的な評価方法は，サービス利用者の意向と状況によって大胆に修正される。スクリーニングプロセスの段階を経なければ，特異的な事情をもつサービス利用者に対して適切で妥当な評価を選び出すことは困難であろう。そこで，精神保健領域の作業療法士は，適切で有効なアセスメントを選択しやすくするために，評価の前段階でサービスを利用する本人とケースマネージャーとの面接を行う。一般的に，作業療法の介入で出てくる問題には，日常生活上の機能的な問題が含まれる。そのため，評価過程ではサービス利用者に対する面接と構造的観察が常に含まれる。観察評価と面接は，通常はサービス利用者が日常的に行っている普段の生活場面の中で行われる。たとえば，紹介状に食事の準備の技能についての記載がある場合は，その本人の家で食事の準備をする場面が観察される。形式的評価は，サービス利用者が改善を望む問題点の技能を詳細に把握するために，必要に応じて補助的に用いられる。リカバリーモデルは，アセスメント選択のプロセスにおいて，リカバリーゴールに関する詳しい情報の提供という点で役立つ。また評価に含まれる計画と手順は，個人のリカバリーの段階を尊重しているということも重要な点である。

精神保健領域における評価プロセスについて，まず衛生状態が理由で利用することになった実例を紹介する。サービス利用者は，スクリーニングの初回面接の段階で，他の人が指摘する彼自身の衛生上の問題について，自分自身は問題とは思っていないと述べた。しかし，彼自身は社会性の向上を希望し，とりわけガールフレンドが欲しいと感じていた。彼が不潔だと他の人が話しているのを本人が耳にしたならば，それは彼のゴール達成の妨げになるだけでなく，彼の感情をも害する。この理由から，彼自身は自分が抱える問題は

他者が言うほどひどいとは思ってはいないが，作業療法士と一緒に，衛生上の問題について詳細に検討してみることに同意した。

　まず，最初の評価プロセスの面接で，衛生上の問題が本当に注意すべき状態なのかを判断するために，視覚と嗅覚などを通して観察する必要があった。また，彼の感覚処理が，自分の衛生状態をどのように認識しているのかも考慮する必要があった。ここで，観察と面接の補助として，当事者の感覚的な処理と将来の介入計画の指針を明らかにするために，成人用感覚プロファイル（Brown, Tollefson, Dunn, Cromwell, and Filion, 2001）が用いられた。このより形式的な評価の結果は，本人の感覚登録が低いこと（低登録者）を示していた。別の言葉で言えば，香料のように一般的に認められる程度の刺激ではなく，もっと強い入力刺激が彼には必要であった。観察と面接に加えて，この形式化された評価は，介入計画のプロセスをサポートするための有効な情報であった。

　彼は，自身の清潔状態についての他者の意見を聞いても，その意見の真意を完全に理解してはいなかった。なぜ，他者が気づくような清潔に関する変化に本人自身が気づかないかを説明することで，この評価プロセスは本人のリカバリーの旅の支援となった。作業療法士とサービス利用者は，ゴール達成を阻む障壁に対する解決策を見出すために，協同作業の確実な基礎知識を共有することができた。

第4段階―介入計画

　介入計画は作業療法士とサービス利用者の協同作業である。この協同作業は，作業療法プロセスのこの段階が，リカバリーに影響をうけた方法が反映されている。リカバリーは，症状の改善や問題を取り除くだけではなく，生活上の希望や夢に焦点をあてることで，各個人に対するエンパワーをも行う。それゆえ，彼らの生活上の目標に焦点をあてたアプローチをするために，介入計画の大部分はサービス利用者自身を励ますことに費やされる。同様に，われわれ

は，本人の目標達成を妨げている障壁を取り除くために協力する。こうした議論と評価プロセス，そしてサービス利用者の目標達成を妨げる障壁に関する知識を活用して，それぞれの障壁を乗り越えるための有効な介入計画が作成される。この段階における最初の課題は，作業療法介入のための長期目標と短期目標を設定することである。ここで，もしサービス利用者のために，作業療法士が長期目標と短期目標を設定したならば，それはリカバリーモデルの原則にはそぐわないだろう。つまり，リカバリーでは，本人が可能な限り介入プロセスに関与すべきであり，目標設定時は特にそうすべきである。そこで，作業療法士は，これらの目標を達成するための短期的な目標だけではなく，介入に向けた長期目標を明確にするために本人とともに協調して活動する。サービス利用者は，改善のために個人の資金を使い，改善したい領域に対する自身の考えを提案する。そして，サービス利用者自身が，適切な予算で達成可能な目標設定ができるための援助として，作業療法士は臨床的判断と根拠を提示する。

　介入計画のもう一つの局面は，短期目標の達成の次に，長期目標を達成するための援助の介入指針を作ることである。これには，治療者としての臨床的根拠が要求される。つまり，適切な介入が選択されるように，スクリーニングと評価から得られた情報を臨床的に活用しなければならない。しかし，サービス利用者は，さまざまな理由のために，介入計画にあげた具体的な介入内容に同意しないこともある。サービス利用者が同意しないのは，過去に経験した同じような介入であまり効果がなかったか，身体的あるいは精神的要求に対して嫌な思いをしたことがあった場合などである。サービス利用者は，自身の治療に取り組んでいくという意志を失わないように促される。しかし，リカバリーでは，本人がやりたいと望むチャレンジの量を自分で決めることができる，本人次第なのである。最終的に，介入計画に記載されている目標と介入を決定するのはサービスを利用する本人自身である。

以前に実践されていた精神保健モデルは，医学モデルに似ていた。それは，医療の専門職がサービス利用者個人にとって最も利益になるであろうと考える介入を処方する方法である。医学モデルは，個人のユニークな生活経験を考慮していないだけでなく，サービス利用者との協力的で生産的な関係を確立するためには効果的とはいえない。作業療法士が，協調的な態度でサービス利用者と共に活動することで，作業療法に対する疑念が払拭される。また，サービス利用者のために計画された全てのことを，本人があきらめるような事態は回避される。サービス利用者は，モチベーション，および過去に問題を処理してきた成功や不成功の行動計画，本人が描きたい未来に関する自分の意見を述べることができる。そして，サービス利用者のエンパワーメントは，臨床的根拠を用いた効果的な介入をすることで作業療法士をもエンパワーする。また，介入計画のプロセスで提示される作業療法士とサービス利用者の協同関係は，リカバリーにおいて，大変有効な資源となり，作業療法の基礎を強固にする。

第5段階―介入
　スクリーニングや評価，介入計画のプロセスの準備をすることで，作業療法士は確立された目標を達成するための介入を行うことができる。作業療法介入の前段階で，すでにリカバリーとウェルネスの原則の指針が示されており，実際の作業療法の介入はサービス利用者の作業遂行やリカバリーに対する支援である。介入では，サービス利用者をとりまく日常的な環境が重要である。生活の中でより有効に活用できる知識と技能は，日常的な生活環境を応用した介入によって得られる。そのため，作業療法士の介入は，主として本人の自宅や地元の食料雑貨品店，地域に密着した場面などで実践される。
　地域には，必要な教育あるいは技能を獲得するために有益な地域施設も存在する。たとえば，糖尿病の診断を受けて間もないあるサ

ービス利用者は，病気のこと，必要な治療や予防対策のこともよく理解できていなかった。そこで，作業療法士とサービス利用者は，本人が関心を持っていた糖尿病の支援グループを探しだした。その後，作業療法士は，支援グループから得られる情報を調整したり，問いあわせて，本人をサポートすることができた。この支援グループという社会資源は，介入と介入計画の重要な構成要素となった。

普通の生活場面を利用することと社会資源を利用することに加えて，家族と家族以外の近親者は，往々にしてリカバリーにとって重要な役割を演じる。介入プロセスは，サービス利用者と治療者との共同によって進展するが，配偶者や両親，子ども，あるいは友人は，明らかに介入プロセスにとっては重要な存在である。しかし，もし本人が，家族や他の者が自分のリカバリープロセスに関わることを望まない場合には，その希望が常に優先される。

リカバリーと作業遂行という言葉の間には，興味深い類似点があると思われる。どのような領域でも，作業遂行の改善は作業療法にとっては望ましい結果である。実際に，リカバリーという言葉は精神保健の領域に限られたものではない。たとえば，ある個人が外科手術からのリハビリテーションの途上にあった場合には，われわれは，「この人は，外科手術からリカバリーしている」と言うだろう。この人は作業遂行が減少することで，作業療法の効果が得られたと言えるだろう。作業療法介入の目的と方向性では，対象者の日常生活活動の作業遂行あるいは仕事，生産的活動，そして／あるいは余暇的活動やレクリエーション活動が再獲得されるような援助に焦点があてられる。個人が治療活動に参加するにつれて，これらの領域の技能が向上して，「彼らは障害からのリカバリーの途上にある」と言うことができる。

精神保健サービスを受ける人々もまた，作業遂行の減少を経験する。同じように，作業療法介入の目的と方向性では，本人の日常生活活動あるいは仕事，生産的活動，そして／あるいは余暇的活動やレクリエーション活動での作業遂行が改善し，彼ら自身が満足でき

るような援助を集中的に行う。同時に，彼らは日常生活に専念する。股関節外科の患者がそうであるように，サービス利用者の作業遂行への参加や満足感の向上には，リカバリープロセスと同様の意義がある。このリカバリーと作業遂行の類似点は，リカバリーモデルに作業療法が適合することを明確に示すものである。

　介入計画の実施では，前もって設定されたゴール到達のための作業遂行の改善がサービス利用者本人に認められている。しかし，介入実施に際しては，しばしば当初の計画に対する柔軟な対応が要求される。介入によって本人が何かに挑戦しているという感じを受けないこともある。あるいは，挑戦的でありすぎる場合もある。こういう状況では，作業活動のそれぞれの段階付けが必要であったり，多少とも活動に挑戦しているという感覚を持つことが必要であろう。また，サービス利用者は，計画された介入が，活動を通して自分の投資に見合うだけの十分な効果が得られているかどうか，あるいは本人自身にとって有効な刺激になっているかどうかを検討する。状況によっては，本人自身の目標の達成のための援助として，まったく異なるアプローチを希望するかもしれない。これらの場合にも，そして介入が無駄な結果に終わってしまう場合でも，介入に関してどのような修正が必要なのかを決めるための評価が行われる。

第6段階─再評価

　サービス利用者が目標に向かって，どの程度進展しているのかを見極めるための再評価もまた行われる。もし，この再評価のプロセスによって作業療法士とサービス利用者が介入計画を変更する必要があると判断した場合には，介入計画を変更することができる。再度，リカバリーモデルでは，サービス利用者は提供されるサービスに積極的に参加するように支援される。作業療法とサービス利用者とのパートナーシップは，責任と努力を分担する環境を作り出し，サービス利用者はこの介入プロセスで，受動的役割ではなく，むし

ろ能動的な役割がとれるようにエンパワーされる。次第に，エンパワーされた本人は，より効率的にサービスを提供する作業療法士の能力をさらに高める。チームワークに焦点を当てることは，サービス利用者同様，作業療法士にとっても積極的な環境をもたらす。チームワークに焦点を当てることで，サービス利用者と作業療法士は，共にリカバリーゴールを達成するために活動するチームとなる。

第7段階―停止／変更

　作業療法プロセスの最終的な目的は，サービス停止あるいはより進展したサービスへの変更である。リカバリーに焦点を当てた領域で，作業療法サービスがうまく機能して，作業療法プロセスの最終的な段階に到達するにはいくつかの方法がある。作業療法サービスの開始時にサービス利用者自身が決めたように，再び作業療法サービスをやめるかどうかは本人自身が決めることになる。この決定は，作業療法プロセスの要点となる。たとえば，サービス利用者の何人かは，初期のスクリーニング面接時に，作業療法サービスを受けたくないという意志表示をする。この状況は，紹介する側が「サービス利用者は作業療法を受けるべきである」と感じているのに対して，本人自身は「作業療法を受けるようなリカバリーの段階でない」と感じる場合に起こる。つまり，サービス利用者は，作業療法に関する説明は受けたものの，作業療法を受ける準備が不十分な場合である。その結果，その時点では希望しないために，結局は作業療法士がすすめるサービスの効果を期待することはできない。しかし，たとえサービスを中断したとしても，サービス利用者がサービスを受ける準備が整った時に備えて，そのニーズに応えるために利用者個人に対して受け入れ窓口を開いておくことが最良の方法である。

　サービスを停止したいという要求で喜ばしい例は，全てのゴールが達成されて本人が自己の進展状況に満足している場合である。作

業療法士は，サービス利用者の向上を維持するために，適切な支援を確実に行う。この状況では，紹介状に掲げられた問題は解決済みである。その他，サービス利用者と協調して活動している作業療法士が，臨床実習の終了や休暇，ことによると業務の変更でこの行政局での活動を終了しなければならない場合もあり得る。サービス利用者が，すでに辞めることが決まっている作業療法士のサービスを受けている場合は，そのサービスは別の作業療法士に引き継がれる。

　最後に，作業療法士は，サービス利用者のニーズが作業療法の範囲外にあると判断することもある。その場合は，作業療法士は，本人自身が問題の解決に有効な他の資源を見つけ出すように援助する。また，作業療法士は，サービス利用者との合意の上で，専門的立場から問題点に対処できる専門職への紹介状を作成すべきである。作業療法プロセスが完了する場合には，それまでの作業療法サービスを通して，サービス利用者がどのようにエンパワーメントしてきたのかという情報を提供することで，別の発展的なリカバリーの形を引き出すことができる。続く事例は，作業療法プロセスとリカバリーとウェルネスとの関係性を，これまで述べてきたような段階に沿って示している。

❦ 事例―――カレン

　カレンに作業療法を受けるように勧めたのは，彼女の担当ケースマネージャーであった。このケースマネージャーは作業療法に精通しており，過去にも何人かの対象者を紹介していた。彼女は，ケースマネージャーとしての長い経験の中で，何人かの作業療法の学生とも接触し，彼らに対する作業療法の教育指導も経験していた。このケースマネージャーからのカレンの紹介内容は，「ナーシングホームからアパートへ引っ越した。発作と部分的な盲がある。真性の健忘症。どのような技能が保たれているのかは不明」というもので

あった。ケースマネージャーは，具体的な技能改善の領域として，「掃除」および「洗濯」「食事の準備」の項目にチェックしていた。加えて「カレンはセルフ・エンパワーメントの方法を理解し始め，リカバリーの段階にある」と報告していた。最後に，紹介状には，「包括的ゴールは自立生活である」と記載されていた。これらの情報は，カレンのリカバリープロセスの将来の段階を示す記載から得られた。

　作業療法士は，スクリーニングプロセスを経て，カレンのカルテとケースマネージャーからの情報を得ることができた。これらの情報源から，その時点での彼女の初期の問題が視力低下と記憶障害であり，これらは2年前に起こった発作と糖尿病，その他の健康問題が関係していることがわかった。カレンは，視力低下や記憶障害のために，自立生活の技能が低下しており，掃除や洗濯，食事の準備などの日常生活における役割遂行が安心して行えないということを訴えた。カレンは，特に台所での技能改善に関心が高く，低視力のためにオーブンのダイヤルが読み取れないと不満を述べた。

　作業療法プロセスのスクリーニングの段階に続いて，作業療法士は，カレンに対する最も適切な評価は，家庭での評価とカレンの食事の準備の観察であると判断した。そのために，カレンのアパートで会う日時を決めた。評価の中で，作業療法士は台所が薄暗いために，カレンがオーブンのダイヤルの表示を読み取ることが大変困難であることがわかった。また，観察評価から，カレンが読みたいと思う本は標準サイズの文字で書かれた本であり，カレンにとっては視覚の補助具を使わなければ読めないほど小さいことがわかった。これらの観察内容から，作業療法士は，カレンが家庭生活を続ける上で，どのような援助が必要かという介入計画についてカレンと話し合った。

　作業療法士は，視覚と触覚の刺激に関する対策として，台所を明るくし，ダイヤルが太文字で描かれたオーブンを使うように提案した。カレンは，台所に関するこれらの援助計画に同意した。まず，

読書については，大きな文字で印刷された本や拡大鏡，読書用の眼鏡，オーディオブックを利用することを提案した。カレンはオーディオブック以外の提案を受け入れた。彼女は，過去にオーディオブックを使ったことがあったが，オーディオブックの情報を覚えることができなかった。彼女は，本のストーリーの最初の部分を覚えておくことができず，オーディオブックの利用は大変嫌な経験となっていた。最後に，作業療法士とカレンは，記憶の補助として大きなカレンダーを使うことで合意した。カレンが自分のためにならないとわかっていた方策は別として，彼女が介入計画過程で提案した知識は，非常に役立つと同時に現実的な介入につながった。

　計画段階での作業療法士と利用者との協働関係は，介入段階でのパートナーシップにつながり，発展的な介入状況が維持される。作業療法士は，カレンと共に計画を立てて実行してきたので，彼女は絶えず進展状況を確認して，自分自身の技術を再評価することもできた。ある領域でのカレンの技能の向上は，改善が期待された別の領域での介入計画と協同作業につながった。

　カレンの技能に大きな影響を与えた最初の介入は，拡大鏡の購入であった。カレンは，拡大鏡を使うことによって，読書とオーブンのダイヤルの読み取りが楽に行えるようになった。そして，カレンは拡大鏡の利用の効果に大変満足し，それは別に掲げたゴールに関係する活動のモチベーションにもつながった。しかし，カレンが抱える別の問題が一つあった。カレンは，作業療法士との約束だけでなく，彼女のケースマネージャーや他の専門職，近親者との約束を覚えておくことができなかった。そこで，介入の次の段階で必要とされたのは，大きなカレンダーの作成であった。この大きなカレンダーは，視力低下のあるカレンにとっては有効であり，生活の適応能力を改善し，そして約束を思い出すきっかけとなることが期待された。再度，リカバリーにおいて，カレンがエンパワーするために，そして成功へと導く介入として，作業療法士とカレンの協同作業を実践した。その結果，大きなカレンダーは，カレンが役割や活動，

日々の約束事を思い出すためのきっかけとなった。そして，他の専門職や近親者は，約束や活動，その他の情報をカレンダーに書き込むようになり，それがさらにカレンにとっては機能的で有益なものとなった。カレンと協同作業をしていくという作業療法士の意志と介入の成功は，目標に向かっていく彼女を励ますことになった。

　治療的関係が進展するにつれて，カレンもさらに高度な技能を身につけていった。カレンは，最近になって再び獲得した技能を拡大するだけでなく，その他の領域の技能を向上することにも挑戦しはじめた。カレンは，自分のアパートの洗濯室で，自分の衣類を洗濯したいと作業療法士にそれとなく伝えるようになった。カレンは，これまでのプロセスに取り組むことで，彼女がこれまで避けていた洗濯に挑戦してみようと思ったのである。再び，作業療法士との協同作業を通して，カレンが自分で洗濯ができるようになるための行動計画に取り組んだ。カレンと作業療法士は，適当な量の洗剤を測り，それを小分けにしてプラスチックの容器に入れ，市販の洗剤の容器の代わりに洗濯室に置いておくようにした。また，以前に洗濯室として使っていたアパートの一室で衣類を選り分けるようにして，彼女の衣類を入れている洗濯機がどれなのかを覚えておくために，使っている洗濯乾燥機の上に目印のマグネットを置くようにした。

　カレンが自分の能力に自信を持つようになると，彼女は料理——もっと複雑な課題である——に興味があると話すようになった。彼女は，準備の段階でいくらかの援助を受けながら，自分でケーキを焼き上げて満足した。この時，作業療法士が行った援助は，調理活動をする前に材料を揃えることと，オーブンの機能と安全を確認することであった。カレンは，この調理活動を最後までやり通し，結果に大変満足していることを作業療法士に伝えた。作業療法士は，カレンが興味を表現しているだけでなく，行動遂行技能に関して，より自信に満ちた気持ちが育まれていると報告した。カレンと作業療法士は，さらに料理の機会を増やし，彼女に必要な身体面と栄養

面の要素を満たすレシピに改良することで自信をつけていった。

　同時に，カレンは社会的な状況でも自信に満ちた行動が取れるようになり，地域精神保健センターや自分のアパートで行われるグループ活動にも興味を示すようになった。料理と洗濯での成功体験が，カレンの生活の他の領域にも影響して，彼女は自信をつけていったと考えられる。治療的関係において，カレン自身が最も重要な決定者であるという事実が，エンパワーメントと自信を強化したにすぎない。

　カレンと共に活動していた作業療法士は，レベルⅡの臨床実習生であったため，サービスの担当を他の治療者へ移行する必要があった。最終的なミーティングの結果，カレンと作業療法士は，カレンの目標達成に向けた活動を継続していくために，別の作業療法士へ担当を移行することで一致した。作業療法士は，移行のための紹介状で，カレンと活動をしている期間中の治療介入の中心的課題についての簡単な概要説明を行った。また作業療法士は，将来，重点的に行うべき作業療法についても報告した。作業療法士は，カレンが自信を持てるようになったので，社会的活動を増やすように勇気づけるとともに，その社会的活動を成功させる支援を新担当の作業療法士に勧めた。さらに，作業療法士は，カレンがいずれやりたいと興味を持っている作業療法サービスの領域についても報告した。カレンは，地域の社会的活動と余暇活動でより必要となるような援助はもちろん，特別な糖尿病の食料雑貨品のリストを作成するような援助にも興味があった。

　次に，作業療法士は，カレンにとって多くの場面で思い出すきっかけとなったカレンダーと拡大鏡を使い続けることを勧めた。最後に，作業療法士は，カレンが自分の能力に自信がない時でさえ，新しい担当作業療法士がエンパワーして，カレンが挑戦的に活動に参加できるように援助することを勧めた。カレンは，それまで自信がなかった領域で，励まされ，支援を受けつつ何度も成功してきた。この事例研究は，リカバリーとウェルネスへの焦点が，作業療法プ

ロセスを発展させるという影響力を例証している。この例で実証された協同的治療関係は，サービス利用者にとって大変に意義深いものであった。作業療法士とサービス利用者のチームワークは，発展性を育み成功へと導く環境を作り出した。

～ 結語

　地域精神保健センターで最初の作業療法スタッフとして始まった著者のユニークな経歴は，価値のある，教育的なものであった。この領域は，サービス提供モデルであるリカバリーとウェルネスという比較的新しい概念を適応させたものであり，貴重な経験にもなった。著者は，作業療法がこのシステムに見事に適合することがわかった。作業療法プログラムの創造と実践を通して，著者は，リカバリーモデルに融合して作り上げる作業療法の役割を体験してきた。それは，この環境の中で，他の専門職が中心になって設定してきたニーズに代わって，サービスを利用する本人自身が掲げたニーズに焦点をあてるというユニークなものである。精神保健サービスの利用者が個人のリカバリーへの道を進むにつれて，作業療法士はそのゴールの到達に必要かもしれない特別なサポートを提供することができるのだ。

文献 REFERENCES

American Occupational Therapy Association. (2000). The Reference Manual of the Official Documents of the American Occupational Therapy Association, Inc. Bethesda, MD: Author.

Brown, C., Tollefson, N., Dunn, W., Cromwell,R, & Filion, D. (2001). Adult Sensory Profile: Measuring patterns of sensory processing. American Journal of Occupational Therapy, 55, 75-82.

第7章
何が私にとって最良の環境か？
―――― 感覚処理の視点

▶カタナ・ブラウン
CATANA BROWN, PHD, OTR, FAOTA

要　約 SUMMARY

本章は，成人用感覚プロファイルを用いた感覚処理の選好(プリフェレンス)に関する介入評価と介入計画のプロセスについて述べる。成人用感覚プロファイルの評価の理論的な基盤は，ダンによる感覚処理モデル（Dunn, 1997）である。ダンのモデルは，神経学的閾値とその結果としての行動反応の交差を示したものであり，四分割表による四つの領域（知覚過敏，感覚回避，低登録，感覚探求）で示されている。環境と感覚処理のプリフェレンスが適合するための具体的な行動計画とともに，このダンのモデルとリカバリーの適合性について考察する。

キーワード KEYWORD

神経学的閾値，感覚，行動反応，環境

▶カタナ・ブラウンはカンザス大学メディカルセンター准教授。

❧ 序論

　人は誰でも，常に自己の感覚的な世界でユニークな経験と反応をしているにもかかわらず，「あなたの感覚処理の選好(プリフェレンス)は？」と尋ねられたら，何と説明したらよいのかわからないだろう。これに対し，「静かなところで勉強するのがいいですか？　それとも音楽をかけながら勉強するのがいいですか？」という質問ならば，あるいは「素足で歩くのが好きですか？」「特定の食べ物の歯ごたえで悩んでいませんか？」「頻繁に，人に同じことを繰り返して言うようにお願いしていませんか？」というような質問をしたら，ほとんどの人は答えることができる。(Dunn, 1997)の感覚処理モデルを用いることで，この手の質問にどのように答えればよいかがわかるようになる。そして，自分自身の感覚処理の選好がよりよく理解できるようになるのはもちろんのこと，家族や友人，同僚の好みも理解できるようになる。ダンの感覚処理モデルは，関連評価尺度である成人用感覚プロファイルを併用することで，感覚的環境をよりよく調整する方法を見つけたいと思っている個人にとっては，リカバリーの道具の一つとなりうる。本論文の目的は，(1)感覚処理を管理する行動計画が，リカバリーにどのように機能するかを説明すること，(2)感覚処理を理解する理論としてダンの感覚処理モデルの特徴を紹介し，(3)感覚処理の選好(プリフェレンス)の測定手段である成人用感覚プロファイル（Brown et al, in press）の特徴を述べること，(4)精神障害分野における感覚処理を考察すること，そして(5)個人の感覚処理の選好(プリフェレンス)を支援する行動計画を明らかにすることである。

❧ リカバリー

　リカバリーは，それぞれの個人にとってユニークなプロセスであり，多くの段階あるいは構成要素を含むプロセスとして説明される（Deegan, 1998; Young & Ensing, 1999）。ストックス（Stocks, 1995）

は，元気を回復するというリカバリーの本質について，「私はもはや治してもらうこと，完璧であることにプレッシャーを感じなくなった。私はリカバリーのプロセスの中に身を置くだけでよかった」と述べている（p.89）。リカバリープロセスの研究で，ヤングとエンシング（Young & Ensing, 1999）は，リカバリーには克服すべき五つの段階があるとしている。すなわち「①面倒なことを処理すること，②セルフ・エンパワーメントに気づき，促進すること，③学ぶことと自己の再評価，④基本的機能を回復すること，そして⑤生活の質を改善すること」の五つの段階である。しかし，リカバリーは直線的なプロセスではなく，経験と段階は人それぞれ異なるのである（Deegan, 1996）。基本的機能を回復するためのカテゴリーは，運動や栄養，服薬モニタリング，生活上の注意，娯楽，他者との交流というような一般的な健康に関する多くの概念を含んでいる。たとえ健康に関する一般大衆向けの情報（たとえば，本や雑誌，研修会，生涯教育制度，セルフヘルプグループ）が増えたとしても，精神疾患を持つ人々がこれらの情報資源と接触することは少ない。サービスを提供する観点から，精神症状が介入の中心的課題になる傾向があり，精神障害に対するサービスが一般的な保健と健康のニーズから除外されることが多くある。

　リカバリーは，エンパワーメントの構成要素である（Deegan, 1997）。エンパワーメントには，自分自身の生活をコントロールすることと責任を持つことが含まれている。また，個人の対処方法を明らかにし，実行することは，人々がエンパワーできるという点でも意義がある。対処方法は，精神症状がターゲットになるかもしれない。しかし，全ての人が日常生活を管理するための本質的な行動計画として，より包括的に考えるべきである。したがって，リカバリーの支援で重要なことは，精神障害を持つ人々が，健康増進と，効果的な対処方法の体系化のための情報とプログラムにアクセスできることである。そして，その情報とプログラムが，サービス利用者中心のやり方で役立つことが重要である。これは，いずれの評価や

介入手順においてもサービス利用者が積極的に役割をとり，情報とプログラムの両方とも，あるいは情報かプログラムのどちらかに関する全ての決定に主導権を持っているということを意味している。

　有効な対処方法を作りあげるプロセスで，成人を対象にした感覚処理はほとんど見られない。個人の感覚処理の選好(プリフェレンス)が理解できれば，日常生活をよりよくするための強力な手段となり得るし，自分自身の感覚処理を知ることはエンパワーメントでもある。これによって，特別な環境や特殊な状況，特別な活動，特別な人々に対する個人の反応を感覚処理の選好(プリフェレンス)によって説明できるようになる。さらに，個人は，活動の選好(プリフェレンス)に最も適した環境を創り出す，あるいは適した環境を追及することで，感覚処理の理解を基礎とした対処行動計画と活動を確立することができる。

ダンの感覚処理モデル

　ダン（Dunn, 1997）による感覚処理のモデルは，二つの連続性の交差を基本とした感覚刺激反応を四つのタイプに分けている（図1）。第1の連続体は，「神経学的閾値の連続性」で，その両端は低閾値（最小閾値）と高閾値（最大閾値）であり，個人は連続体のいずれかに反応する。たとえば，感覚領域の嗅覚についてみれば，低閾値の人は，ビュッフェ形式の食事会場でテーブルに並んでいる全ての料理の臭いの特徴を把握して，それを自分の中に登録して区別する。一方，高閾（値）の人は，料理の臭いにまったく気付かないか，あるいは最も強烈な嗅覚刺激のある料理の特徴だけしか気付かない。

　ダン（Dunn, 1997）の感覚処理のモデルの第2の連続体は，「行動反応の連続体」である。この連続体においては，個人は神経学的閾値に従って行動するか，あるいは神経学的閾値を調整して行動するかである。「閾値に従う行動」も「閾値を調整する行動」も感覚反応の手段であるが，「閾値を調整する行動」は神経学的性質と逆の反応であるため，個人的な部分でより慎重なふるまいが要求される。

図1　ダンの感覚処理モデル

高閾値－閾値に従う行動 **低登録** 反応が遅く，刺激を見逃す。簡単に環境に適応する。	高閾値－閾値を調整する行動 **感覚探求** 感覚的なものを追求し，高い感覚刺激の環境を探し求める。退屈しやすい。
低閾値－閾値に従う行動 **感覚過敏** 容易に環境の感覚的特徴に気がつく。気が散る。	低閾値－閾値を調整する行動 **感覚回避** 刺激に悩まされる場合は，決まったことや日課を行って刺激を遮断する行動にでる。

「神経学的閾値の連続体」と「行動反応の連続体」の交差によって，四つの区分に分割される四分割表ができる。これらの四分割表は独立しており，そのため，それぞれの組みあわせで感覚処理における個人の選好(プリフェレンス)の特徴を表わすことができる。四分割表は，低登録および感覚探求，感覚過敏，感覚回避の四つに分類されている。四つの区分で示された各感覚処理の選好には，有利，不利の両面がある。ある選好(プリフェレンス)が有利か不利かは，活動や状態，環境次第である。

低登録は，高い神経学的閾値に従う行動を代表する区分である。低登録の行動の特徴は，反応が遅いこと，あるいは情報が伝わらないことである。低登録の人たちは，誰もが気づくような環境の出来事にも気付かないかもしれない。同時に，低登録の人たちは，一般的に，どんな環境にも耐えることが得意で，気が散るようなことがある時でさえ活動への集中力を維持することができる。

次の区分は感覚探求で，高い神経学的閾値を調整する行動によって特徴づけられる。感覚探求者は，感覚に反応する感覚系を引き出すほどの強烈な環境を作り出すかあるいは追い求める。感覚探求者は，好奇心旺盛で，目新しいものや感覚的体験を楽しむ傾向がある。しかしながら，感覚探求の強い傾向がある人たちは，すぐにあきてしまい，決められたことを繰り返し行うことが苦手な場合が多い。

また，落ち着いた静かな環境下におかれると，気詰まりで落ち着かなくなることが多い。

　感覚過敏は，低い神経学的閾値に従う行動が関係している。感覚過敏の行動は，環境に対する鋭敏な気付き，注意の散漫性，感覚刺激によって困惑したり，圧倒される傾向といった感覚特徴を持つ。感覚過敏が強い人は，細部まで注意が向き，他の人たちにはわからないような刺激に気付く能力をもっている。

　区分の最後，感覚回避は，低い神経学的閾値を調整する行動である。感覚回避の強い人は，特定の嫌な感覚刺激や困惑するような感覚刺激を見つけだし，それらの刺激を受けないように用心深い行動をとる。感覚回避者は，一般的に状況を管理することを望む。したがって，一貫性のある行動や形式を好み，組織作りや日課をつくる場合には高い技能を発揮する。

　パーティ会場で，音楽にあわせてダンスをしている場面で，4種の感覚処理の選好（プリフェレンス）が，それぞれ典型的に異なる行動をすることをイメージして欲しい。低登録の人は，パーティという環境の中では，新しく部屋に入って来た人を見逃してしまう，冗談はなかなか理解できないが，パーティで状況が次々と変わっても，大したことはないと感じている。感覚探求の人は，音楽にあわせて歌いながら踊る。感覚過敏の人は，全てのことに注意が向いてしまうために，会話に集中することが困難であるが，パーティの大皿に何が入っているかの確認には長けている。感覚回避の人は，主催者を手伝いながら1対1で話ができる台所の静かな場所を見つけ出す。

　同様に，これらのパーティの4人が講義に参加している状態を考えてみよう。低登録の人は，テープレコーダーを持っており，後で整理できるように多くの情報を記録している。感覚探求の人は，ガムを噛み，椅子に座って小刻みに動き，近くに座っている人たちに話しかける。感覚過敏の人は，発表者の詳細なプレゼンテーション資料に感心するが，近くに座って話しかけてくる感覚探求の人を避けるのは難しい。感覚回避の人は，端の最前列に座って，書式の構

成と話し手が繰り返し話すことを正確に理解している。

成人用感覚プロファイル

成人用感覚プロファイル（Brown & Dunn, in press）は，ダン（Dunn, 1977）の感覚処理のモデルを基にした感覚処理の選好評価尺度である。このモデルには，感覚過敏および感覚回避，低登録，感覚探求の四つの項目に，それぞれ15項目の下位尺度が含まれている。これらの質問項目には，日常の感覚的な経験に対する反応行動が反映されている。また，活動レベルの一般的な感覚分類である視覚および聴覚，触覚，味覚，嗅覚，運動覚（前庭覚と固有覚）の全ての感覚の諸相に対応した質問項目がある。尺度は，「まったくない almost never」「めったにない rarely」「あまりない seldom」「ときどきある sometimes」「いつもある almost always」で回答するもので，自己評価式の尺度である。信頼性と妥当性に関する予備研究から，成人用感覚プロファイルは心理測定の特性について有効であることが示唆されている（Brown et.al, 2001; Brown & Dunn, in press）。

四分割表の感覚過敏の項目は，刺激か注意力の散漫性によって不快な兆候を伴う行動を説明しており，一方で，四分割表の感覚回避の項目は，刺激活動性を小さくしようとする積極的な努力が反映されている。低登録の項目は刺激の探知が欠乏していることによって説明され，感覚探求の項目は感覚的環境に対する積極的な関わりを含んでいる。

成人用感覚プロファイルは，自己管理と自己採点ができることを目的として，あるいはサービス提供者の支援を受けながら利用することを目的として開発された。測定の全ての項目への記入が終了した後，スコアは感覚過敏および感覚回避，低登録および感覚探求の四分割表に割り当てられる。スコアが計算された後，被検者は自身のスコアを四分割表の平均点と比較することができる。比較する場合には，個々のスコアが平均より高いか低いかという判定を考慮に

いれる。そして，たとえばスコアが「平均的な場合よりも感覚回避傾向にあるか，あるいは平均と同程度であるか，平均よりも感覚回避することが少ないか」のいずれに該当するかが評価できる。加えて，この尺度からスコアが平均的であっても特別に目立つ領域があるなどの被検者の感覚の形態を確認することができる。たとえば，平均的な感覚過敏の人が，接触領域で特別な感受性があることがわかる場合もある。

　最も有益な情報を提供できるのがスコアのパターンであり，どのようなパターンのスコアでも可能である。たとえば，高い感覚過敏と低い感覚回避のスコアの人は，高い感受性によってよく気がつき，敏感に反応し，そして悩んだり困惑する傾向がある（高い感覚過敏）にもかかわらず，環境を避けるような行動を起こすことはめったにない（低い感覚回避）。この人の場合は，感覚刺激を減らす行動計画を利用することで，自身がより簡単に日常生活に参加できるということがわかるだろう。また，矛盾するように見えるパターンであっても共存することもできる。たとえば，感覚探求と感覚回避の両方のスコアが高い場合でも，感覚的環境をコントロールしたり，利用できる感覚刺激を意図的に増やしたり減らしたりして対応している人たちもいる。

❦ 感覚処理と精神障害を持つ人々

　感覚処理と精神障害について考察するにあたって，ダン（Dunn, 1977）の感覚処理のモデルが対象者の病理性を特定することを意図したものではないことに特に注意する必要がある。人は誰でも感覚処理の選好（プリフェレンス）のパターンを持っており，成人共通の多様性がある。しかしながら，精神障害に関係する特定の経験が，特定の選好（プリフェレンス）と結びついている可能性がある。成人用感覚プロファイルは，統合失調症および双極性障害，精神疾患以外の人たちの感覚処理の相違点を検討する調査研究で用いられてきた（Brown, 1999）。この研究

から，統合失調症をもつ者が感覚回避と低登録の両方の感覚処理の選好(プリフェレンス)傾向があることが示唆された。また，双極性障害を持つ人は感覚回避の選好(プリフェレンス)があり，精神疾患以外の人たちは主として感覚探求の行動によって特徴付けられることが報告されている。しかし，集団では多数のばらつきがあるために，必ずしもパターンに合致しない場合があることにも注意しなければならない。実際に，最大のばらつきは，統合失調症の集団に存在した。加えて，これらの所見を示唆するこの研究については，信頼性を高めるために繰り返し精査する必要がある。

　精神疾患を持つ人々の感覚処理を理解することは，本人の語りを通して感覚処理を強化することでもある。本人自身の目から見た多くの感覚的な経験の説明によって，感覚処理と精神障害の顕著な特徴が明らかになる。今となっては統合失調症患者に対する面接の古典的な描写に属するが，マッギーとチャップマン (McGhie & Chapman, 1961) は個人的な知覚経験に関係する発言の内容を分析した。その中に，散漫性を示唆している引用がある。「私は集中力に欠けている。私の考えは次から次へと飛躍する。もし，私が誰かと話しているとしたら，相手がただ足を組むか頭をかくだけで当惑してしまって，私が何を言おうとしていたのかを忘れてしまう。私は目を閉じることで，より集中できると思う」(p.104)。次の引用は，感覚の強さが増すことを示唆している。「この前私は，全ての音が以前よりも大きくなっているようだと気がついた。それは，まるで誰かがボリュームを大きくしたようだ」(p105)。これらのタイプの経験はいずれも，感覚過敏と一致するだろう。次の二つの引用は，低登録に適合する経験を示唆している。「私は，全てにおいてゆっくりで，話を理解するには全てが私にとって早すぎる。彼らの話が早すぎるというのではなくて，私の理解が遅いということだ」(p.106)。「全てがバラバラになっている。映像は少しずつ頭の中に入ってくるでしょう……そこにまた組み立てなきゃいけない新しい映像が入ってきてしまったら」(p106)。

精神障害を持つ個人が，自分で理解して説明する力を身につければ，これらの話から学ぶ機会は増える。ウェインガートン（Weingarten, 1989）とリート（Leete, 1989）の二人は，困難な状況をしのいでいくために，精神障害をもちながらの生活と対処方法の経験を二人で分かち合ってきた。そこで彼らは，偶然に起こった新しい状況に対して，次のようなきわめて似た反応を表現している。リート（Leete, 1989）は，「何らかの新しい経験とか新しい環境からの，とても大きなプレッシャーがあって，ポジティブなことでもネガティブなことでも変更することがきわめて困難である」（p.199）と述べている。一方，ウェインガートン（Weingarten, 1989）は，似たような心情を表現し，どのようにして彼が困難に立ち向かおうとしているかを次のように説明している。「私は，新しい経験や新しい環境，初めての人に遭遇したとき，非常に大きなプレッシャーを感じて，いとも簡単に過敏になってしまう。私は（1）できる限りそのような経験を避けること，そして（2）慣れるまではそのようなことに手をつけないことの二つによって，それらの状況に打ち勝つことを学んだ」（p.639）。また，フレーゼ（Frese, 1993）は，彼自身の行動計画について次のように述べている。「私は，過敏になりそうな時は，礼儀正しく席をはずし，その状況から逃げ出すことで自分を救うことができるとわかった」（p.43）。

　次に示す，彼ら自身が話すコメントには，情報あるいは環境の意味を把握することが遅いか難しいことが示されている。「私は混乱したり，とりとめのない思考や，差し挟まれるフレーズ，説明できない暗号化された連想などでまとまらない時には，それは脳がやっていることとして黙って見過ごすか，受け入れるしかできない（Ruocchio, 1991）。また，ペイン（Payne, 1992）は，次のような特に際立った叙述をしている。「私は，まるで私自身の中に奥深く押し込められてきたように感じる。そして，私は周囲の出来事や感情に対してまったく反応しない。……私の周囲の全てのことが遠くに消えていくようだ。何もかもが私から何マイルも離れていく」（Payne, 1992）。

✌ 行動計画

　彼ら自身の説明から明らかな通り，人は感覚処理の経験を管理するための自分なりの対処方法を確立する傾向がある。語り(ナラティブ)は，多くの有益な行動計画の手がかりとなる。しかし，もし誰かが感覚処理の理解を発展させれば，より効果的な行動計画として強化したり向上させることが可能である。そこで，ダン（Dunn, 1997）の感覚処理のモデルに基づいた介入アプローチでは，個人の感覚処理の選好(プリフェレンス)をサポートする環境の設定や環境への適応に焦点があてられた。ダンのモデルの前提は，快適と思える機能範囲を各個人が持っていることである。個人は，往々にしてそれらの範囲を広げるための行動計画を見つけだすが，ほとんどの場合最も満足できて効果が得られるのは，環境をターゲットにしたアプローチであろう。二つの異なる選好(プリフェレンス)に対して同じ行動計画が役立つケースはあっても，行動計画を用いる理由は異なる。たとえば，作業を介して話をすることは，感覚過敏の人にとっても低登録の人にとっても有効である。感覚過敏に対するこの行動計画は，その人の集中力を持続させるのに役立ち，低登録の場合は，情報処理の手がかりを与えるサポートとなる。

　ひとたび感覚処理の選好(プリフェレンス)に気がつけば，その人はそれらの選好(プリフェレンス)をサポートする環境と状況をつくりだすための行動計画を，より有効に活用できる。実際，自覚すること，それ自体がエンパワーである。なぜ，ある人がある方法である状況に反応するのか，そしてどうして他の人は違った反応をするのかを理解することは役に立つ。たとえば，ある感覚回避者がなぜ静かなところで本を読むのが好きなのか，一方で，ある感覚探求者の友人が読書中にテレビをつけっぱなしにしているのはどうしてなのかを理解することは，感覚回避者自身にとっては支援となるだろう。このように，潜在的に事情が異なることがわかっており，そして異なる事情に対する準備のための情報として使うことは大変に役に立つ。オーリン（Orrin,

1994）は，自覚することがいかに本人にとって有益であるかを，次のように述べている。「個人的なニーズがわかるということは，私にとって，体の声に耳を澄ますという大切なことに気がついたことでもあります……私は私自身の中の本質的な流れに身を任せています。私は，友人と一緒にいたいとき，店でいろいろと見てまわりたい時や手紙を書きたい時，散歩をしたい時，課題や治療訓練で活動したい時にも，自分でわかってやっていることに気がつきます。……私自身の声に耳を傾けることで，そして私自身の意思に従うことで，幸せな自分に気がつきます」（p.44）。

　作業療法介入では，その人の欲求とニーズを最初に確認することが重要である。次に，作業遂行のサポートのための具体的な介入行動計画が特定される。これらの行動計画では，個人の感覚処理を変えるよりも，環境への適応や個人と環境の最良の調和状態をつくりあげることに焦点があてられる。

　一般的に，それぞれの感覚処理の選好（プリフェレンス）は，特に行動計画のタイプを示している。行動計画についての具体的な提示の要点は，『青年期／成人期感覚プロファイルマニュアル』（Brown & Dunn, in press）に報告されている。感覚探求と感覚回避の低い閾値については，感覚刺激を組織化するか低減する行動計画が用いられる。感覚過敏の場合は，個人の集中力を持続させ，不適切な情報を遮断すること，そして重要な情報に気がつくための援助が行動計画として重要視される。この選好（プリフェレンス）のためにその人は反応性が高くなったり，あるいは集中困難になるかもしれないが，必ずしも感覚的な環境から引きこもる必要はない。したがって，情報を組織化し，構造化する行動計画はおそらく援助となるであろう。感覚回避であればこの行動計画は撤回すべきである。感覚回避の場合の行動計画では，余分な刺激を取り除くということと，大変な状況を無難に避けるということをあわせた方法が行動計画に含まれる。低登録と感覚探求の選好（プリフェレンス）における高い閾値では，刺激を高めるか刺激を増やすことに主眼がおかれる。低登録では，個人は，明確な情報をつくる行動計

画あるいは感覚処理の発生を確実にする行動計画が有効である。感覚探求では感覚刺激を加えるかあるいは感覚的欲求を経験する頻度を多くすることが有効である。

結語

　感覚処理の選好(プリフェレンス)についての正しい理解は，精神障害をもつ者に，エンパワーメントとウェルネスを支援するための実際的な情報を提供する。感覚処理の選好(プリフェレンス)に焦点をあてた行動計画は，彼らと作業療法士によってさまざまな方法で役立てることができる。サービス利用者は，個々のニーズに対して最も効果的な行動計画が何であるかがわかる。サービス利用者は，作業療法士や他のサービス提供者，他のサービス利用者に，彼らが改善してきた効果的な行動計画について伝えることができる。精神障害を抱えて生活をしてきた経験から蓄積された，豊富な未開発の知識がある。

　作業療法士は，現在実施している介入アプローチを強化するために，サービス利用者あるいは自分自身の実践から学んだことだけでなく，ここで述べてきたような行動計画を利用することができる。たとえば，著者と同僚が改善した食料雑貨品店での介入プログラムでは，潜在的な低登録を補うために，その食料雑貨品店での刺激の特徴を増やすための行動計画を利用した（たとえば，利用者はある品物を探し出すために頭の上に掲げられた商品案内の看板を利用する練習を行う）。作業療法士は，最も適した活動と適した環境について助言する時，あるいは実際に援助したり環境適応を実践しようとする時も，行動計画を利用することができる。たとえば労働環境においては，聴覚情報処理が困難な人を支援するために，特定の仕事のそれぞれのステップが書き出されている。より広い視点から見れば，作業療法士は特別な感覚処理のニーズを支援するためにサービスや地域環境をデザインしたり調整することができる。言うなれば，作業療法士は地域支援プログラムにおいて，この感覚処理の知

識を用いて，感覚過敏な人のためのリラクゼーションルームをデザインすることができるのである。

　社会生活を送ることは，感覚的な世界に絶え間なく直面することである。感覚的な世界の経験に対する特有の反応に気づくことが増えれば，それはエンパワーしている。そのことは，人々が自身の特定のニーズに対して，より協力的な環境を探し求めたり，環境に適応できるようになる手段をもたらす。そのとき，彼らは環境に支配されることから，環境を支配する熟達者になるのである。

文献 REFERENCES

Brown, C., Tollefson, N., Dunn, W., Cromwell, R, & Filion, D., (in press). The Adult Sensory Profile: Measuring patterns of sensory processing. American Journal of Occupational Therapy, 55, 75-82.

Brown, C. & Dunn, W. (in press). The Adolescent/Adult Sensory Profile Manual. Psychological Corporation.

Deegan, P. (1996). Recovery as a journey of the heart. Psychiatric Rehabilitation Journal, 19(3), 91-97.

Deegan, P.E. (1997). Recovery and empowerment for people with psychiatric disabilities. Social Work in Mental Health: Trends and Issues, 25, 11-24.

Frese, F.J. (1993). Twelve aspect of coping for persons with serious and persistent mental illness. Innovations and Research 2(3), 39-46.

Leete, E. (1989). How I perceive and mange my illness. Schizophrenia Bulletin, 15, 197-200.

McGhie, A. & Chapman, I. (1961). Disorders of attention and perception in early schizophrenia. British Journal of Medical Psychology, 34, 103-116.

Orrin, D. (1994). Past the struggles of mental illness, toward the development of quality lives. Innovations and Research, 3(3),41-45.

Payne, R.L. (1992). My schizophrenia. Schizophrenia Bulletin, 18,725-728.

Ruocchio, P.I. (1991). The schizophrenic inside. Schizophrenia Bulletin, 17, 357-360.

Stock, M.L. (1995). In the eye of the beholder. Psychiatric Rehabilitation Journal, 19(1),89-91.

Weingarten, R (1989). How I've managed chronic mental illness. Schizophrenia Bulletin, 15, 635-640.

Young, S.L. & Ensing, D.S. (1999). Exploring recovery from the perspective of people with psychiatric disabilities. Psychiatric Rehabilitation Journal, 22(3), 219-231.

第8章
WRAP元気回復行動プラン
――― 不快でつらい身体症状と感情をモニターし，やわらげ，取り除く仕組み

▶メアリー・エレン・コープランド
MARY ELLEN COPELAND, MS, MA

要 約 SUMMARY

　この章では，自分自身をモニターし対応できる一般的で効果のある仕組みについて紹介します。この仕組みは1997年，バーモント州で行われた，8日間におよぶメンタルヘルスにおけるリカバリースキルセミナーに参加した30名の人たちによって作られました。症状を和らげ，取り除き，いい感じであり続けるために元気の道具を使うための構造化された方法がほしいというニーズに応えて，この仕組みを作り上げました。困難な感情に対処している人たちによって，自分たちのために元気回復行動プランはつくられたのです。同時に，精神疾患や感情障害，感情の波に対処している人たちによっても使われています。プランを使っている人々は，道具や対応方法を形にして，症状を取り除き，元気になるために利用していました。彼らが道具として使っている元気回復行動プランには，（1）日常生活管理リスト，（2）引き金と引き金に対応すること，（3）注意サインと注意サインに対応すること，（4）調子が悪くなっているときにいい感じになるために自分を手助けする方法，（5）クライシスプラン，あるいは指示をだすことが含まれています。プランを作った人たちは，支援してくれるサポーターがいるとしても，使う人自身が自分で作らなければならないと主張しています。

▶メアリー・エレン・コープランドは，バーモント州ブラトルボロ在住の教師，執筆家，講師である。彼女は「うつ病のワークブック」，『再発に打ち勝つ』，WRAPの著者である。

キーワード KEYWORD
セルフマネジメント，セルフヘルプ，メンタルヘルス，精神症状，精神疾患

　元気回復行動プラン（WRAP）は驚くほど実行しやすく，自分に合う，自分を助ける仕組みです。リカバリーを促進するために，精神的困難を体験した人たちによって広く使われてきました。元気回復行動プランは精神的困難を体験した人，家族，支援者など，約30人の人たちのグループによって作られました。私は，8日間，このグループの人たちと一緒に働き，セルフヘルプの方法や道具について教えていました。このグループメンバーの一人が言いました「これはとてもいい。だけど，自分の生活の中で仕組みとして使う方法が浮かばない。いつも混乱しているし，これまで何かを続けてやれたことがないんです」。他の人も同意しました。そこで私たちは，一緒に，毎日の生活で使えるスキルや計画の具体化を促す仕組みを作り上げ始めました。多くの労力と，試行錯誤を繰り返し，私たちのグループは，役に立つ仕組みを考え出しました。
　この仕組みは絶賛されました。今でも，世界中の個人やグループ，精神保健機関，病院によって，ウェルネスの過程を高め，支えるために使われています。精神症状の経験のある人，あらゆる健康状態にある人，著しい不快感はないけれど，健康でいたいと考えている人に，その価値を認めてもらっています。
　私も自分自身のために使い続けています。私にとっても，とてもよい感じです。私が，物事が「無駄に終わる」と考えはじめると，私の夫は言います，「WRAPはどこにやったの？」と。
　ワークショップでもカンファランスでも，このプランについて紹介してきましたが，反響はいつも同じ。「これこそが私自身のためにできることであり，役立つことです」。ここでは，WRAPの概要，WRAPを作るための具体的な説明，個人やグループでWRAPのプランを作るための工夫について述べます。

❧ 概要

元気回復行動プランは，不快でつらい症状を，モニタリングし，対応プランをたてることで，軽減，改善，取り除くことができる構造化されたシステムです。症状によって，自分自身をいたわり，自分の安全を保つための判断が難しいときに，他の人にしてもらいたい対応についてのプランも含まれています。WRAP を使った人たちからは，よい気分でいることができるようになった，全般的な生活の質がよくなったという報告も聞かれます。こうしたプランを作るという活動は，個人のストレングスを見出し，個人の責任やエンパワーメントの感覚を強めるのです。

タブと仕切りページ，罫線の入ったバインダー用紙がセットされた3穴のリングバインダーを使います。五つのセクションからなるシステムが精神的困難を体験した人によって作り上げられました。訳註1

プランを完成させるのに，サポーターや精神保健の専門職に途中助けてもらうことを**選択する**こともできますが，プランを効果的でエンパワーメントするものとするためには，**精神的困難を体験した人自身が，自分のために自分のプランを作らなければなりません**。

プランの一番最初は，元気に役立つ道具箱を作ることです [→ステップ1]。元気であり続けるために，元気でない時にも「よりいい感じ」になるために使っている，あるいは使いたい方法や工夫をリストにします。

セクション1は**日常生活管理リスト**です [→ステップ2]。パート1には，いい感じの時の自分はどんな感じかを書きます。パート2は，元気であり続けるために，毎日する必要のあること全てのリストです。パート3は，ときどきはしたほうがよいかもしれないことのリストです。

セクション2は**引き金について**です [→ステップ3]。パート1で

訳註1　現在では，クライシスを脱した後のプランが新たにつけ加えられ，六つのプランになっている。

は，もしそのようなことが起きたら，不安にさせるきっかけとなるかもしれない出来事や状況を記します。パート2は，もしそのような引き金となることが起きたら，「やること」のプランです。

セクション3は注意サインです［→ステップ4］。パート1は，調子を崩しつつあるかもしれない，かすかなサインを記します。パート2は，注意サインに気がついたら「やること」のプランです。

セクション4は調子が悪くなっている時のサインです［→ステップ5］。ですが，クライシスには至っていません。まだ自分で対処できる状態です。パート2は，調子が悪くなっている時に，「やること」のリストです。

セクション5はクライシスプランです［→ステップ6］。**このセクションは多面的です**。もはや，自分で決めたり，自分のケアが自分でできない，身の安全が守れないというサインを明らかにします。このプランは，このプランを作った本人に代わって，サポーターや，精神保健の専門家が使うものです。パート1は，いい感じの時の自分です。パート2は，自分のケアの責任を，他の人が引き受けなければならないことを示すサインです。パート3は，サポーターの名前を挙げ，彼らの役割について書いておきます。パート4では，必要に応じて飲んでよい薬とそうでない薬を挙げ，その理由も書いておきます。パート5では，もし可能であれば，入院以外に，自宅，地域ケアあるいはレスパイトセンターでのケアを使う場合のプランについて書いておきます。パート6では，必要な場合に，治療を受けたい病院とそうでない病院，そしてその理由も書いておきます。パート7では，必要な場合に，受けたい治療とそうでない治療，そしてその理由も書いておきます。パート8は，非常に困難な状態になっている時に，サポーターにしてもらいたいこと，してもらいたくないことを詳しく書いておきます。パート9は，このクライシスプランを使う必要がなくなったことをサポーターに伝える情報を明らかにします。

❧ では,はじめましょう

以下はWRAPを作り始めるのに必要なものの全てです。

1. 3穴のリングバインダー。1インチ［約2.5センチ］の厚さのものがよい。2穴か4穴のリングバインダーでもいいです。
2. 5枚の仕切りページセットかインデックスタブシール
3. 3穴のリングバインダー用紙の束。多くの人は罫線が入っている用紙を用意しています。
4. 何種類かの筆記用具
5. （オプション）手伝ってくれたり,振り返りをしてくれる友人,援助者,サポーター

パソコンでプランを作る人もいます。ページは3穴のリングバインダー用紙や3つ穴のあいた紙に印刷します。もし書きたくない,書けない人がいたら,他の人に書いてもらうよう頼むこともできます。録音することもできます。

❧ ステップ1　元気の道具箱を作る

元気回復行動プランを作る一番最初のステップは,道具箱を作ることです。これは,元気でいるために過去にやっていたこと,あるいはできることに関するリストです。いい感じでない時に,いい気分になることを手助けします。この「道具」は,自分自身のWRAPを作るのに使うことができます。このリストは,プランを作るときに見やすいように,バインダーの一枚目に閉じこんでおきましょう。

バインダーの最初の部分に用紙を何枚か入れます。元気でいるために普段使う道具,工夫,方法をリストに挙げましょう。やっかいな症状を和らげる,あるいはできるだけいい感じになるために,頻

繁に，あるいは状況に応じて使えるものも一緒に挙げましょう。過去に使ったことのある道具も含みます。やってみようと考えていること，耳にしたこと，援助者や他のサポーターが勧めることなども含まれます。私の著書などセルフヘルプに関する本からアイデアを取り入れることもできます。たとえば『うつ病のガイドブック』『躁うつ病と共に歩むガイドブック』『躁うつ病のない生活』『感情の安定を図るためのガイドブック』『不安をコントロールする』『再発に打ち勝つ』『虐待のトラウマからの癒し』『孤独のワークブック』など。『再発に打ち勝つプログラムとうつ病』『躁うつ病とともに生きるための方法』などの音声テープも役に立つかもしれません。自分自身を助ける方法については，他の人からもアイデアを得ることができます。このような方法で一緒にやると，とても長い道具リストを作ることができます。

　元気であり続けるために，症状を和らげるために一般的に使われている道具のリストを挙げてみます。

1. 友人や精神保健福祉の専門家と話をする
2. ピアカウンセリング，あるいは交代で話を聞く
3. フォーカシングエクセサイズ
4. リラクゼーション，ストレス軽減エクセサイズ
5. イメージ療法
6. 雑記帳（ジャーナル）——ノートに書く（訳註2）
7. 創造的な活動，肯定的で，気分転換となる活動
8. 体操
9. 食事に気をつける
10. 光を見る
11. 追加の休憩
12. 家庭や仕事での責任から離れる

訳註2　WRAPにおけるジャーナル（Journaling）はいわゆる「日記・日誌」ではなく，メモ帳やノートに自由になんでもなぐり書きすることを指す。

13. 薬，ビタミン，ミネラル，サプリメントなどを摂る
14. サポートグループに参加する
15. 髪を洗う，ヒゲを剃る，仕事に行くというような「普段の」ことをする
16. 薬の確認をする
17. セカンドオピニオンをもらう
18. ホットラインに電話する
19. 心地よく感じるものを羽織る
20. 古い写真，スクラップブック，写真集を見る
21. できたことのリストを作る
22. 10分間，自分自身について思いつくよいこと全てを書き上げる
23. 笑えるようなこと，特別なことをする
24. ポジティブな表現を繰り返す
25. 今起きていることに焦点を当てる，感謝する
26. 音楽を聴く，作曲したり，歌う

道具のリストは，以下のようなことを避けることも含みます。

1. アルコール，砂糖，カフェイン
2. バーに行くこと
3. 疲れ果てるまでやること
4. 特定の人

ステップ2　日常管理のリスト ［セクション1］

日常管理リストは，元気であり続けるために，毎日しなくてはならないと思っていることのリストです。毎日しなくてはならないことを書き上げ，毎日やり続けることが，元気であるためには最も重要なステップであることもしばしばです。日常生活管理プランは，

元気であるためにやり続ける必要のあることを教えてくれるものです。そして，毎日やることを計画にします。日常管理リストは，ある人にとっては，取るに足らない単純なことにみえるかもしれません。しかし多くの人にとって，このリストをやることによって，リカバリーにとっての大きな一歩を踏んだと感じます。プランを作るために，罫線の紙が入っているバインダーの最初のタブに，日常生活管理のリストと書きましょう。

　最初のページは，「いい感じ」の時の自分はどうだったかを思い出すリストです。いい感じではなくなった人にとっては，このリストは，参考になる大切なものとなります。リストに，いい感じ，よしと思う時の感じの自分について書き上げます。たとえばよく使われている言葉は，明るい，陽気，話好き，社交的，騒々しい，幸せ，きらびやか，活発，楽天的，理性的，責任感がある，有能，能力がある，勤勉，好奇心旺盛などです。もし，いい感じに思えなかったり，いい感じの時の自分を思い出せないという人がいたら，どうやったらいい感じになるだろうという言葉のリストを書くこともいいかもしれません。

　次のページには，道具箱を参考に持ち出して，元気であり続けるために，毎日しなければならないことのリストを作ります。多くの人にとって，これらのプランの中で最も大切な部分になります。このプランは「する——できる」が大切です。そうでないとイライラのたねとなります。このリストは，短くもなく，長くもないものです——自分でやる必要のあること，可能なことを盛り込みます。このプランに含まれるアイデアとしては以下があります。

- ■ 3度の健康的な食事と3度の健康的な軽食を食べる
- ■ 最低6回，8オンス［約200ミリリットル］の水をコップで飲む
- ■ カフェイン，砂糖，駄菓子，アルコールを避ける
- ■ 少なくとも30分の運動

- 少なくとも 30 分は外の日差しにあたる
- 薬を飲むこと，ビタミンのサプリメントをとること
- 20 分間のリラクゼーションもしくは瞑想
- 少なくとも 15 分は雑記帳(ジャーナル)をつける
- 少なくとも 30 分は，楽しいこと，娯楽を楽しんだり，クリエイティブな活動をする
- 友人からのサポート
- 少なくとも 10 分は，パートナーと話をする
- 自分を確認する。自分の体，感情，精神的，スピリチャリティについて

　次のページには，時々やるべきことを忘れないようにするリストを作ります。このリストを毎日読むことは，ストレスを取り除き，順調でいられるために役に立ちます。
　アイデアとしては，次のようなものが含まれます。

- カウンセラーやケースマネージャーと過ごす
- 医療専門職との面接の予約を入れる
- 親しい友人かパートナーと一緒に時間を過ごす
- 家族と連絡を取る
- 子どもやペットと時間を過ごす
- ピアカウンセリングをする
- 睡眠を多くとる
- 家事をする
- 食料を買う
- 洗濯をする
- 自分の時間を持つ
- 週末や夜に楽しいことを計画する
- 手紙を書く
- 誰かの誕生日や記念日を思い出す

■遠出の散歩や他のアウトドアをする（ガーデニングや魚釣りなど）

　これが WRAP の最初のセクションです。プランを作った人がいつでも必要だと思った時に，変えたり，書き直すことができます。このセクションは，使っている人が，このリストの項目を簡単に思い出せるまで，見直すべきです。

ステップ3　引き金 [セクション2]

　引き金とは，もしそれが起きたら，気分が悪くなったり，調子を崩すきっかけになるかもしれない出来事や状況を指します。それらのサインは，調子が悪くなっているような感じにさせるかもしれません。実際には，生活上の出来事に対する自然な反応なのですが。もしそのまま放っておいたら，それらの引き金は，実際に悪くなるきっかけとなったり，調子を崩すことになるかもしれません。そのような可能性に気がつき，引き金となる出来事が起きた時にどうするか，プランを立てておくことによって，引き金に対処し，急性期の状態に発展しないように防ぐ力をつけることができるでしょう。ここでは，戦争や自然災害や個人的に大切な人を失うというような，すぐに起きるかどうかわからない大事件に備えることが重要なのではありません。たとえそのようなことが起きたとしても，この引き金に対処するプランに書かれている行動をより頻繁に，そしてより長時間行うようにすればいいのです。むしろ，引き金のリストには，もっとよく起きることを載せるべきです。

　次のページに，「引き金」と書いて，用紙を何枚かバインダーに差し込みます。最初のページに，もしそれが起きたとしたら，調子を崩すきっかけとなるかもしれないことを書きます。過去に，実際に調子を崩したり，崩すきっかけとなったことがあるかもしれません。

引き金に含まれるのは……

- 喪失やトラウマの「記念日」
- トラウマとなるような新しい出来事
- 極度の疲労
- 仕事のストレス
- 家族との衝突
- 関係が終わること
- 一人きりの時間を長く過ごすこと
- 判断されたり，批判されたり，馬鹿にされたり，恥をかかされること
- 経済的問題
- 身体の病気
- セクハラ，あるいは不適切な性的行動
- 他の人からの憎しみに満ちた感情
- 攻撃的な音のする騒音（それが続いたとき）
- スケープゴート（身代わり）にされること
- 見捨てられたことや喪失感を思い出すこと
- 自己非難
- 行き過ぎた罪悪感（断ることに対して，など）
- 薬物乱用

　次のページには，元気の道具箱を使って，もし引き金が元気を妨げたときにできることのプランを作ります。ある人は，次のようなプランを使っています。
　「もし，引き金が起きたら，私は次のことをやる」

- 日常生活管理プランに挙げていることを全てやっているか確認する
- サポーターに電話して，起きていることについて話を聞いて

もらう
- ■深呼吸のエクセサイズをする
- ■ありとあらゆる方法で自分をいたわる
- ■ネガティブな考えをポジティブな考えに変える努力をする
- ■とても親しい人から励ましてもらう
- ■30分か1時間，瞑想をする

加えて，私が時間のある時にやることは

- ■雑記帳(ジャーナル)を書く
- ■散歩する
- ■フォーカシングエクセサイズ
- ■ピアカウンセリング
- ■カウンセラー，ケースマネージャー，保証人に会ったり，話をする
- ■落ち着く場所で休憩をとる
- ■楽器を演奏する

ステップ4　注意サイン　[セクション3]

　注意サインは，自分の内側で起きていることで，ストレスとなる状況への反応とは関係ないかもしれません。調子を崩さないように最善の努力をしていたにもかかわらず，さらに行動を起こさなければならないことを示す変化のかすかなサイン，注意サインを経験し始めるかもしれません。注意サインを定期的に見直すことで，それらのサインに対する気づきを高め，悪くなる前に行動に移すことができるようになります。

　次のタブに，「注意サイン」と書きます。罫線紙を数枚差し込みます。最初のページには，以前，気がついた注意サインのリストを書き出します。友人や，家族や医療関係の専門職に，彼らがわかっ

ている注意サインについて尋ねたい人もいるかもしれません。

以下は，他の人が報告してくれた注意サインです。

- 不安
- 緊張感
- 物忘れがひどい
- 楽しみが感じられない
- やる気がない
- 遅くなったり，早くなったりする感じ
- 気にかけなくなる
- 人を避けたり，孤立する
- 実際に重要でないことが，頭から離れなくなる
- 非現実的な考えのパターンが始まる――離人的な感じ
- イライラ感や否定的な考えが増える
- たばこの量が増える
- 衝動性
- 落胆する，希望が持てなくなる
- 価値がないように思える，無力感
- とても無口になる
- すぐにいらだつ

次のページには，注意サインを取り除き，悪くなることを防ぐために，注意サインへの対応プランを作ります。付録に載せているアイデアや，悪くならないように工夫している人たち自身が編み出した方法を使います。以下はその例です。

私がやるべきことは……

- したい，したくないにかかわらず，日常生活管理プランを実行する

- サポーターやカウンセラーに自分の感じていることを話し，アドバイスをもらう。どのようにしたら，その提案を実行できるかについて，一緒に考えてもらう。
- 注意サインがなくなるまで，最低1日に1回はピアカウンセリングをする
- 注意サインがなくなるまで，最低1日に1回はフォーカシングエクセサイズをする
- 注意サインがなくなるまで，最低1日に3回，10分はリラクゼーションエクセサイズをする
- 注意サインがなくなるまで，最低1日に15分は，雑記帳(ジャーナル)を書く
- 注意サインがなくなるまで，最低1日に1時間は，自分が楽しむことをして過ごす
- 誰かに1日家事をかわりにやってもらうように頼む

もし自分に合うと思ったらやってみてもいいこと……

- 内科医か，他の医療関係者に連絡を取る
- ペットと過ごす
- いい本を読む
- ダンス，歌う，いい音楽を聴く，楽器を弾く
- 運動
- 魚釣りに行く

ステップ5　調子が悪くなっているとき [セクション4]

最大の努力にもかかわらず，調子がとても不快で，深刻で，危険ですらある状態まで進んでしまうことがあるかもしれません。しかし，それでも自分のために行動を起こすことができます。ここがとても大切な時です。クライシスを防ぐために，ただちに行動を起こ

す必要があります。

　次のタブに,「悪くなっているとき」と書きましょう。あるいは他のとても大変な困難を抱えていることを意味する言葉でもかまいません。調子が悪くなり,クライシスに近づきそうな意味を示すサインのリストを作ります。サインは人それぞれ異なります。ある人にとって「調子が悪いとき」を意味するサインは,ある人にとっては,「クライシス」を意味するかもしれません。このリストに含まれるかもしれないサインは,

- とても敏感で,壊れやすい感覚
- 出来事や他の人の行動に対してイライラする
- とても行き詰まっている感じ
- 睡眠が（　）時間しかとれていない（何時間がポイントかは自分で判断しましょう）
- 痛みが増す
- 頭痛
- 一日中寝ている
- 食べ物をとらない
- 一人きりになりたくなる
- 考えが駆け巡る
- 危険な行動。たとえばスピードを出して運転するなど
- 自分を傷つけたくなる
- 薬物乱用
- 否定的な考えが頭から離れない
- ペースを落とすことができない
- やりすぎる
- 突飛な行動
- 解離（記憶が飛んでしまう,ぼーっとする,時間がわからなくなってしまう）
- そこにないものがみえてしまう

- 他の人に怒りをぶつけてしまう
- 立て続けにたばこを吸う
- たくさんお金を使ってしまう（自分にとってどれくらいの金額かはっきりしておきましょう）
- 食べ物依存
- なにも感じなくなる
- 自殺したい気持ち
- 妄想

次のページには，ここまで悪くなった状態を和らげるのに役立つと思うことをプランに書きます。このプランは，選択の余地を与えない，はっきりとした指示である必要があります。

もし，このようなサインが出たら，私は以下のことを全てやる必要がある。

- 医師か，他の精神保健の専門職に連絡を取る。指示を尋ね，従う
- サポーターに連絡をし，必要なだけ話をする
- 症状が治まるまで，誰かにずっと一緒にいてもらえるように頼む
- 症状が悪化したときに自分で自分を傷つけるような行動をとらないようにする。たとえば，薬を飲むこと，小切手，クレジットカード，車のカギを安全な場所に保管してもらうように，あらかじめ決めておいた友人に頼む。
- 日常管理リストにある全てのことをやったか確認する
- 責任をもつことから少なくとも3日間は外れる，その調整をする
- 最低1日2回ピアカウンセリングを行う
- 毎日3回の深い深呼吸をするリラクゼーションを行う

- ■毎日2回はフォーカシングを行う
- ■毎日最低30分は,雑記帳(ジャーナル)に思いのまま書き記す

他にできるかもしれないことは,

- ■創造的な活動
- ■運動

必要があるか,自分自身に尋ねることは,

- ■健康診断を受ける
- ■薬の確認をすること

ステップ6　クライシスプラン　[セクション5]

　本人がすばやく症状に気がつき,対応することで,クライシスの可能性を減らすことができます。しかし,クライシスに陥る可能性に備えておくことが重要です。なぜなら,**最善の計画を立て,積極的に行動していたにもかかわらず,自分のケアを他の人に委ねなければならない状況に陥ることがあるかもしれません。**それは誰でも直面したくはない,困難な状況です。クライシスの時は,コントロールを完全に失ってしまったような気がするかもしれません。元気な時に明確なクライシスプランを作っておき,元気でない時に何をしてもらいたいか他の人に伝えておけば,コントロールできないと感じるような時でさえ,コントロールし続けることができるのです。家族や友人が,役に立つことを探し出そうとするとき時間を無駄にすることもないでしょう。これでよかったのだろうかと考える家族や他のサポーターの自責感を和らげることにもなります。また,危機的なニーズを明らかにし,できるだけ早く元気になることができます。

クライシスプランは，いい感じの時に作ることが必要です。しかしながら，すぐにできるものではありません。しばらくやってみて，それから数日離れてみて，再度取り組みます。いいものができたと思うまで，作り続けます。このようなことを決めるためには時間がかかり，よく考える必要があり，医療関係者，家族，他のサポーターの協力が必要なことがあります。最初は，他の人にクライシスプランを使うことへの情報を伝えておくことが，このプランを作る人にとっては役に立つかもしれません。

クライシスプランは，他のプランとは異なり，サポーターが使うプランです。プランを立てる過程で他の四つのセクションは，たいていプランを作った人が実行するもので，希望しなければ誰かと分かち合う必要はありません。自分だけが理解できる言葉で書くこともできます。しかしクライシスプランだけは，作った人の意図が他の人に理解できるように，明確に，読みやすく，簡単に，書いておく必要があります。クライシスプランが完成したら，プランにサポーターとして名前を挙げた人にコピーを渡します。

次のタブに，クライシスプランと書き，罫線紙数枚をバインダーに入れます。

パート1　いい感じの時の自分について

最初のステップは，いい感じの時の自分はどうかということを書くことです。家族や友人は，自分のことをわかっているかもしれませんが，緊急治療室の医師は，個人の個性を症状と間違えるかもしれません。これが，ひどい判断や治療をもたらします。クライシスの最初のパートは，日常生活管理プランの最初のセクションをコピーすると簡単です。

パート2　サイン

多くの人が，クライシスプランの中で，作るのが最も難しいところだと感じるようです。

悪かった時のエピソードを思い出し，第三者が，あなたのケアの責任を引き受け，本人のかわりに意思決定をしなければならない状況であることを示すサインを書くことは，とても大変なことです。これは誰にとっても大変なことです。自分をいたわることや自分自身の責任から離れなければならないなんて，誰も考えたいことではありません。それでも，注意を払って考え，よいプランを描きあげましょう。そうすれば物事の収拾がつかないと思える時にも，コントロールし続けることができるのです。

　このセクションは，たくさんの時間をかけて作るべきです。やる気がなくなったり，気力がなくなり始めたと感じた時には，しばらく脇においておきましょう。友人，家族，医療専門職から参考意見をもらうのもいいかもしれません。**しかしながら，最終的な決定をする人は経験している本人です。**

　サインに含まれるかもしれないことは……

- ■家族や友人が認識できない，もしくは間違って認識してしまう
- ■意識を失う，あるいは意識がもうろうとしている
- ■我慢できず行ったり来たりしてしまう，じっとしていられない，呼吸がとても速い，あるいは，苦しそうにあえぐ
- ■焦燥感の強い深刻なうつ
- ■「死にたい」など，とても否定的な発言が繰り返され，とどまることがない
- ■全ての物を数えるなど，強迫的な行為が止められない
- ■緊張病性硬直──長い時間動けなくなること
- ■清潔保持を怠る（数日間）
- ■料理をしない，家事をしない（数日間）
- ■毎日の気分の起伏が激しい
- ■自分のものに対して破壊的になる（物を投げるなど）
- ■人が言っていることが理解できなくなる

- ■自分が自分でないように思う
- ■できないこともできる能力があると思う
- ■自己破壊的な行動
- ■虐待，暴力的行動
- ■犯罪行為
- ■薬物乱用
- ■自殺念慮，自殺企図
- ■ベットからまったく起き上がれない
- ■飲食を拒む

パート3　サポーター

　クライシスプランの次のセクションは，リストに書かれているサインが出たときに，誰に何をしてほしいかを書いたリストです。サポーターは最低5人，リストに挙げることをお勧めします。もし一人か二人しかサポーターがいなかったら，必要な時に，サポートが得られないこともあるかもしれません。サポーターは，家族，友人，医療関係の専門職などです。（もし，5人のサポーターが今はいないのであれば，新しいサポーターを作った時につけ加えることもできます。）このプランがうまくいく可能性を増すために，プランを作った人が選んだサポーターリストでなければなりません。最初は，このリストの多くは医療関係の専門職ばかりかもしれません。しかし，リカバリーに関係する他の場所での強力なサポートシステムを作っておきましょう。家族や友人などの身近なサポートにより比重が高まるようになるかもしれません。身近なサポートを使うことは，費用がかからず，ですぎたものではなく，より自然です。

　責任を受け，意思決定をしてくれる人に望まれる特性は，たとえば次のようなものです。

- ■責任感がある
- ■誠実

- ■まじめ
- ■知識がある
- ■冷静
- ■思いやりがある
- ■理解力がある
- ■信頼に値する

サポーターのリストに書いておくことは……

名前：
関係／役割：
電話番号：
具体的な役割：

過去に，自分の意思に沿わない判断をした医療関係の専門職，家族がいるかもしれません。彼らがまた，ケアに関わる可能性があります。次のセクションでは，そうしたことを防ぐことができます。
　どんな形であれ，以下の人は私のケアや治療に関わってほしくない人です。

名前：
なぜ関わってほしくないか（選択）：

サポーターの間で食い違いが起きた時の解決方法を，このセクションに加えておくことを望む人も多くいます。たとえばそのような場合には，多数決で決める，あるいは特定の一人か二人が決定を下す，などの方法があります。もしくは，組織や団体に調整を委ねる方法もあるかもしれません。

パート4　薬

薬のセクションは，処方している医師の名前（専門領域，電話番号を含む），薬局（電話番号も含む）を記載します。リストは，

- ■アレルギー
- ■普段飲んでいる薬と飲んでいる理由
- ■服薬が必要な場合，あるは追加しなければならない場合の，飲んでもよいと思う薬名と，選んだ理由
- ■避けたい薬と避けなければならない理由

パート5　治療

このセクションでは，受けたい治療と避けたい治療をリストにあげます。電気ショックやその他の治療に，肯定的あるいは否定的な，強い感情を持っているかもしれません。サポーターに希望する治療の好みや，どう感じているかをわかってもらう必要があります。「この治療は以前効果がなかった」といったシンプルな理由かもしれません。あるいは，そのような治療を嫌がる他の理由があるかもしれません。このリストには，鍼灸治療，マッサージ療法，ホメオパシーといった治療も含まれます。

パート6　自宅／コミュニティケア／レスパイトセンター

サポーターが常時ついてくれて，医療関係者が定期的に尋ねてくれることで，自宅で必要なケアが受けられるようにプランを作る人が増えています。コミュニティケアやレスパイトケアが地域に設置され，入院するかわりに，状態が治まるまでピアによるサポートを受けることができるようになってきています。このことや地域で受けることが可能なケアについて他の人と話し合っていく必要があるかもしれません。してもらいたいことを，はっきりとプランに書きましょう。希望していることには，目立つように印をつける等の工夫も必要かもしれません。

パート7　病院

サポーターが自宅，あるいは地域で，必要なケアを提供できないことがあるかもしれません。これまでの体験や，調べてわかった情報，あるいは他の人との話を元に，望ましい病院のリストを作っておきましょう。避けたい病院のリストも必要です。

パート8　他の人からの援助

次のセクションは，クライシスの時に，他の人にやってもらうと助かることを書いておきます。よく考えてみて下さい。サポーターと他の医療専門職は，アイデアを共有することで役立つことができます。

アイデアに含まれるのは……

- アドバイスしたり，判断したり，批判したりしないで，ただ，私の話を聞いてくれる
- 支えてくれる
- 歩き回ることを妨げない
- 体を動かすようすすめてくれる，もしくは手伝ってくれる
- リラクゼーションや，ストレスを軽くする方法を指導してくれる
- ピアカウンセリングをしてくれる
- 散歩に連れて行ってくれる
- 書いたり，絵を描く道具を用意してくれる
- 私の感情を表出する場所を提供している
- 話しかけない（あるいは話しかける）
- 励ましてくれる
- 安心させてくれる
- 栄養のある食事を与えてくれる
- 毎日最低30分は外の光を浴びるようにしてくれる
- お笑いビデオを見せてくれる

- いい音楽を聞かせてくれる（音楽の種類のリスト）
- ただ休ませてくれる
- 身体拘束をしなければならなかったり，他の人の助けを借りなければならないとしても自傷行為をとめてくれる
- どのような手段を使っても，私が他人を虐待したり傷つけたりすることを防いでくれる

特別にお願いしたいことは，やってもらう必要のあることと，それをやってもらう人の名前も一緒に書いておきましょう。
ここに含まれるのは……

- 子ども，ペット，植物の世話
- 日用品を買う
- ローン，家賃の支払い
- 家の掃除
- 洗濯
- 料理

やってもらうと悪くなる，あるいは害となるかもしれないので，他の人がやるべきでないこともリストに書いておきます。
たとえば……

- 私を楽しませ，気を散らそうとすること
- ぺちゃくちゃしゃべること
- ある種類の音楽
- ある種類のビデオ
- 私に怒りをむけること
- せっかちなこと
- 病人扱い
- 話を聞いてくれないこと

パート9　サポーターがこのプランを使わなくてよくなったとき

次第によくなってきたら，サポーターがその人の安全を守るためのこのプランを使う必要がなくなります。サポーターがこのプランを使う必要がなくなった時のリストを作ります。

例としては……

- ■私が3夜連続で眠ることができたとき
- ■私が少なくとも1日に2食はきちんとした食事をとれたとき
- ■私がいつも分別があり，理性的にふるまえるようになれたとき
- ■私が自分で身の回りを清潔にすることができたとき
- ■私がきちんとした会話ができるようになったとき
- ■私が生活の場を整理整頓できるようになったとき
- ■私が不安にならずに，人の集まる場所にいることができるようになったとき

このプランに関することで，新しい情報を得られたり，気持ちが変わったりしたときは，いつでも更新するべきです。サポーターには，改訂したときはいつでも新しいプランのコピーを渡して下さい。

二人の人に立会人をお願いして，その人たちの前でサインすることによって，クライシスプランが遂行される可能性を高めることができます。さらに，弁護士の力を借りて，プランを使ってもらう可能性を高めることもできるでしょう。

このような文章の合法性は，現時点では定まっていないので，プランが絶対に遂行されるということはありません。しかし，このプランを持つことが，自分の希望が尊重されることを保証する最も確実な手段であることは確かです。

❧ WRAPの使い方

　WRAPを上手く使うためには，最初は，毎日15分から20分見ること，そして書いていることを実行してみることをお勧めします。多くの人は，毎朝，朝食の前後の時間に，プランを見返すのがいいと言っています。サインやプランがわかるようになると，時間をかけずにその流れが理解でき，次第に，プランを見なくてもサインがわかり，対応できるようになると言います。セクション1の最初のページ，日常生活管理プランの「自分がいい感じのとき」を見ることができます。もし，いい感じであれば，1日中そのいい気分が続くように，しなければならないことのリストを確認します。他にやるべきことがあるかどうか，時々やるべきことのリストも確認するべきです。

　もし，いい感じでなければ，他のセクション，たとえば他のサインを経験していないか，あてはまるものはないか，見てみます。それから自分で作った行動プランに従います。

　たとえば，もし多額の請求書が送られてきた，配偶者と口論したといったことでとても不安を感じているとしたら，引き金のプランに従います。たとえば，忘れっぽい，電話に出ることを避けているといった，いくつかの注意サイン（調子が悪くなるかもしれないというかすかなサイン）に気がついたら，自分で作った注意サインのセクションに従います。もし，たとえばお金をたくさん使い始めている，タバコばかり吸っている，あるいは激しい痛みがひどくなっているといった調子が悪くなっているサインに気がついたら，「調子が悪くなってきているとき」ためのプランに従います。

　もし，クライシスの状況であれば，このプランが，サポーターを必要としていることを，サポーターに伝えるべきだと気がつかせてくれるでしょう。しかしながら，ある特定のクライシスの状況では，人は，クライシスであることに気がつかなかったり，クライシス状況だと本人が認めないかもしれません。強固なサポーターチームを

作っておく，重要な理由はそこにあります。サポーターは，本人がこの状況をクライシスであると，認めようが，認めまいが，リストにあるサインを観察し，ケアの責任を引き受けてくれるでしょう。サポーターにクライシスプランを配り，これらについて一緒に話し合うことは，本人の安全や幸せためには，どんなことがあっても欠かせないことなのです。

❦ 他の人がWRAPプラン作りを手伝うことについて^{訳註3}

もし，あなたが援助職――たとえば，ケースマネージャー，カウンセラー，セラピスト，ソーシャルワーカー，医師――あるいは，家族や友人であっても，他の人のWRAPのプランを作る手助けができます。あなたは，グループであるいは個人でそれを行うかもしれません。個人であっても，グループで行うのであっても，次の一般的なガイドラインに従う必要があります。さらに，実践する上であなたの助けとなるWRAP独自の方法がいくつかあります。

WRAPの作成を個人またはグループで行う際の一般的なガイドライン

1. 手助けする人として，あなたはアイデアを提案することができ，わかったことやアイデアをわかちあうことができます。しかし，何かするよう要求しないでください。やること，書くことを言わないでください。この行動プランの「使う人が自分で作っていく」という基本的前提に違反することになります。もし何も思いつかなければ，聴くだけでいいのです。あなたがやっていることをその人に知らせてください。

2. スペルや文法の誤りを正すのは避けましょう。プランを作る過程においては重要なことではありません。また，プラン作りの妨げ

訳註3 WRAPをグループで行う場合，WRAPファシリテーター研修を受講し，認定を受けたWRAPファシリテーターでなければ実践できません。

となるかもしれません。
3. つねにプランを作っている人に，尊厳，共感，無条件の尊敬を持って接してください。
4. プランをつくっている個人が心地よいと思うペースでプランを作りましょう。プランの作成時間や終了時間などをきちんと決めたスケジュールを設定することを避けましょう。プランのいくつかは，人によっては作成することが難しいのです。なぜなら過去のつらいことを思い出したり，生活状況と症状や困難な状況との「因果関係」に気づいていないこともあるからです。本人がいいと思うまで時間をかけてプランを作るべきです。それから，しばらく放っておくこともできます。多くの人にとって，プランを作ることは地球が丸いことを発見するようなものであり，その考えに慣れるのに時間がかかることもあるのです。
5. 人に害を与えること以外，プランを作るのに正しい，あるいは間違った方法はありません。作る人が自由に，好みに合うプランを作るべきです。形はどうあれ，そうすることで，彼らのニーズは最も効果的な方法に出会うのです。同時に，プランは現実的なものであることが重要です。人によっては，耐えがたくなるまでサインを認めることができないかもしれません。もし，話すこともできない，意識がもうろうとする耐えがたい痛みが注意サインだと誰かがあなたに話してくれたら，あなたは穏やかに，しかしはっきりと賛成せず，それはクライシスの状況だと提案することができます。
6. 常に希望のメッセージを届け続けてください。病気や状況がどうなるか，誰にも予測はできないのです。時には，最も困難な状況にいた人がとても元気になることがあります。
7. 自分に責任をもつこと，自分の権利を擁護することを励ましましょう。
8. 裁くようなこと，批判，非難，不名誉なことが起きてはなりません。これは決して助けにはなりませんし，自尊感情を高め，自分

を擁護すること，自分のことに責任を持つことを難しくします。

9. 励ましたり，サポーティブであるために，声のトーン，ボディランゲージを上手に使いましょう。もし，あなた自身がフラストレーションを感じたり，力で圧倒されることに無力な感じがしたら，セッションを短くしたり，別の機会に続きをするように設定しましょう。あなた自身にサポートが必要かもしれません。あなたにとって，個人やグループでプランを作ることがとても大変だと思ったら，かわりにやってもらう人を探しましょう。

10. もしあなたが精神保健福祉の従事者であれば，精神保健福祉従事者がエキスパートであるとみなす序列のシステムではなく，対等性や相互の関係性に焦点を当てて実践してください。この状況についてどうすればよいか，それを経験したその人自身以外には，誰も何もわからないのだということを忘れないで下さい。

長い間，病気や困難な状況のとりわけいくつかのタイプには，何か間違ったことや悪いことをしたために，病気や困難な状況に苦しむことになったという含意があったことを忘れないでください。多くの治療もまた，人間性を奪い，とがめたてるものでした。こういったこと全てが自尊感情や，回復して心や身体が元気になる方法を手に入れることに打撃を与えたのです。あなた方の役割は，これらの破滅的なシナリオを打ち消すことなのです。

個人同士でやるときは

多くの人は，自分の WRAP の行動プランを作るときには，誰かにサポートしてもらうことを望みます。もしあなたがサポーターならば，あなたはプランをつくるガイドとして次のステップを用いることができます。可能であれば，WRAP の作り方に関するテキストをあらかじめ読んでください。そうすることであなたがたがお互いに引き受ける基本的役割を理解し，このプランを使うことで得られる利益についてはっきりさせることができます。

次に，多くの一般的な元気のための道具を一緒に見直すことをはじめてください。プランをつくる人は，よく使っていると感じている道具のリストを作ります。(もし，その人が書くことが難しい場合は，あなたが書いてあげることもできます。)それから，あなた方二人で，他に使えそうな道具をあれこれ言ってみてください。プランを作る人が避けたい道具について言うのもいいと思います。

それから，この道具のリストを参考にしながら，一緒に次々とセクションを作っていきます。日常生活管理プランから始めて，それぞれのセクションには必要なだけ，十分な時間を取ります。しかしながら，クライシスプランから始めて，日常生活プランに戻るのがいいという人も中にはいます。セッションをするときは，あなたと一緒にプランを作る人がいいと感じる時間配分で行います。クライシスプランは作らない人もいるかもしれません。あるいは，しばらく離れたいと思う人もいるかもしれません。何であれ，安心してできることをするのが正しいことなのです。

個人のプランをグループで作るときは

個人の行動プランを作るのに，グループでやることはとてもお勧めです。私はプランを作るために，多くの，大小さまざまなグループとやりました。私は，それぞれのプランを読み返してプランを作る過程を参加者に紹介することから始めます。元気に役立つ道具箱，日常生活管理プラン，引き金，注意サイン，調子が悪くなっている時の行動プラン，クライシスプランを作る，それぞれに必要なことを説明します。

それから，最もよく使う元気に役立つ道具や例をいくつか書きます。時間が許せば，それぞれの道具に関する多くの情報を伝えます。それから，私は参加者に，見つけた道具について尋ね，模造紙のシートにアイデアを書いていきます。このシートは，作ったプランとして，参加者が見ることができるように貼っておきます。

次に，私は，プランのそれぞれのセクションをグループで作りま

す。各セクションの一般的な例を伝え，参加者のアイデアを尋ね，紹介のために模造紙に書いていきます。もし，グループの参加者が，自分自身のプランを提供するのであれば，共感を呼ぶアイデアとして，それをやることもできます。もし可能であれば，模造紙のシートをパソコンで入力して，次の週に簡単な紹介として，参加者にコピーを配ることもできます。グループに参加する人の中には，手伝ってくれる人もいるかもしれません。

　WRAP は多くの利益をもたらします。自己管理のスキルやエンパワーメントを確立するための体系立てられた原則が WRAP にはあります。精神保健福祉の専門職と，精神疾患を持つ人々とが，より協働して行うことの意義を教えてくれます。個別的であり，人々の状況に応じたユニークなニーズを明らかにします。長期化している疾患，障害，あるいは困難な状況のほとんどに適応できます。これらの利益は，WRAP を，より広い領域で用い，自己管理の仕組みを必要とする個人に対して，選択肢の一つとして紹介していくべきことを示唆しています。

文　献 REFERENCES

Copeland, M.E. (1992). The Depression Workbook: A Guide to Living with Depression and Manic Depression. Oakland, CA: New Harbinger Publications,

Copeland, M.E. (1994). Living Without Depression and Manic Depression: A workbook for Maintaining Mood Stability. Oakland, CA: New Harbinger Publications.

Copeland, M.E. (1994). Strategies for Living with Depression and Manic Depression. Audiotape. Oakland, CA: New Harbinger Publications.

Copeland, M.E. (1999). Winning Against Relapse: A Workbook of Action Plans for Recurring Health and Emotional Problems. Oakland, CA: New Harbinger Publications.

Copeland, M.E. (1999). Winning Against Relapse. Audiotape. Oakland, CA: New Harbinger Publications.

Copeland, M.E. (2000). The Loneliness Workbook. Oakland, CA: New Harbinger Publications.

Copeland, M.E. (2000). Healing the Trauma of Abuse: A Women's Workbook. Oakland, CA:

New Harbinger Publications.

Copeland, M.E. (2000). The Worry Control Workbook. Oakland, CA: New Harbinger Publications.

※WRAPは日本全国に広がり，WRAPファシリテーターを中心に取り組みがなされています。以下にウェブ上の情報サイトをいくつか紹介します。(坂本明子)

■メンタルヘルスのリカバリーとWRAP

http://www.mentalhealthrecovery.com/jp/
WRAPの創立者メアリー・エレン・コープランドさんからのメッセージや，WRAPについてのさらに詳しい最新情報・エッセーなどが掲載されています。

■WRAPプロジェクトZ

http://wrapprojez.exblog.jp/
日本各地のWRAP活動グループや活動情報が掲載されています。

■NPO法人WRAP研究会

http://www1.ocn.ne.jp/~wrap_krm/index.html
福岡県久留米市の訳者の所属するWRAP活動グループです。WRAPに関する書籍やDVDの刊行・販売も行っています。

第9章
参加型アクションリサーチ
──精神保健領域の研究者と
　精神障害を有する人との間の
　パートナーシップを構築するモデル

▶メリッサ・レンプファー
　Melisa Rempfer, PhD

▶ジル・ノット
　Jill Knott, MA

要 約 SUMMARY

精神保健領域の研究は従来，精神疾患を有する人たち自身からの参加はごくわずかで，もっぱら専門職により行われてきた。参加型アクションリサーチ（Participatory Action Research: PAR）は，精神保健領域の研究の方向性に影響を与え，個々人に活動家や提唱者，擁護者になる機会を与える，よりダイナミックな研究法である。この章では，参加型アクションリサーチの方法論と従来型の研究との間の重要な違いについて，特に精神疾患を有する人の役割の相違を中心に述べることとする。参加型アクションリサーチは，いくつかの点でリカバリー運動と共通している。参加型アクションリサーチも，リカバリー運動も，いずれも自己定義，エンパワーメント，経験から得た知識に価値を置いている。この章では例として，参加型アクションリサーチの理論的枠組みの原則に立脚したプロジェクトを一つ，紹介する。

キーワード KEYWORD

参加型アクションリサーチ（PAR），精神障害，リカバリー

▶メリッサ・レンプファーとジル・ノットはカンザス大学メディカルセンターに所属している。

エンパワーメントの原理として，インクルージョン[訳註1]とリカバリーはさまざまなシステムの中で支持が広がっており，参加型アクションリサーチ（Participatory action research: PAR）は障害やリハビリテーションの領域における研究や社会変革の重要な手法として登場した（Balcaar, Keys, Kaplan, & Suarez-Balcazar, 1998）。参加型アクションリサーチは，研究される人々（伝統的な呼び名は「被験者」）が，研究を職業としている人たちと一緒に研究の全ての過程——研究の最初の概念化の時期から，研究の実施，結果の解釈や結果の発表に至るまで——に積極的に関与する研究モデルである（Danley & Ellison, 1999; White, Nary & Froehlich, 2001; Whyte, 1991）。

参加型アクションリサーチは，これまでの伝統的な研究の方法論といくつかの点で異なっている。参加型アクションリサーチの特徴的な違いの一つに，研究されるコミュニティの中の個人の役割の高まりがある（White, Nary & Froehlich, 2001）。これまでの研究法では，研究の対象となる人々は，受け身の「被験者」と見なされ，研究の専門職者達は被験者から中立的に距離を保つことでバイアスを最小限にして研究を計画し実施する「能動的な」調査者とされていた。参加型アクションリサーチはこれとは対照的で，研究を職業としている人々に，研究による利害に関係のある人（以降，当事者）と共に研究に取り組むことを求めるものである。伝統的に，「専門家」の役割は専門職（今回の例で言えば，研究専門職）に与えられていた。しかしながら，参加型アクションリサーチの方法論においては，当事者の役割は専門家や共同研究者としての役割へと昇格し，研究を職業としている人たちの担う役割は研究コンサルタント，協力者，学習者と類似の役割となる。

参加型アクションリサーチは「参加型リサーチ」の伝統と「アクションリサーチ」の伝統の両方を起源としている。第一に，ダンレイとエリスン（Danley & Ellison, 1999）が述べるように，参加型リサ

訳註1　インクルージョン：違いを認め，全てを包み，支え合い共にいる学校や社会が望ましいという考え方や方法。

ーチは，どのような研究であっても，誰かに関する研究をしようとする場合には，その研究対象となる当事者が常に参加しなければならないという考え方に基づいている。この，当事者の参加は，研究の意義を最大化する方法として高く評価されている。たとえば，研究を職業とする人たち，あるいは「よそ者」だけしか研究プロジェクトの計画や評価方法の選定に関与していなかったとしたら，研究したいと思っている集団についての最も正確な情報を専門職者達が捉えることはできないだろう。当事者達が通じている内情を専門職者達は直接体験していないため，彼らの努力はときに誤った方向へと進んでしまう。

これに対して，当事者やサービス利用者が参加することにより，リサーチクエスチョンや研究手法をその特定の集団の真の実体験に最も即したものへと形作ることができる (Rogers & Palmer-Ebbs, 1994)。加えて，当事者が参加することで，研究者や研究プロジェクトに対する研究対象者たちからの関与を強化させるという働きもある (Danley & Ellison, 1999)。どのような研究プロジェクトであっても，当事者あるいはコミュニティのメンバーがその研究プロセスに関わっていると，研究の対象となる集団あるいはコミュニティは，プロジェクトにより深く関与するようになる。どのような研究プロジェクトでも，全ての関係者が関与しその過程に力を注いでいる場合には，プロジェクトが強化されることは明らかである。

参加型アクションリサーチはまた，伝統的なアクションリサーチの流れも汲んでいる (Danley & Ellison, 1999)。伝統的な研究の中には知識や理論の形成のみに関心を向けるものもあるが，アクションリサーチはさらに要求水準が高い——つまり，知識や理論の形成のみではなく，研究者に変革や改善をも引き起こすことを求める。参加型アクションリサーチは，研究のプロセスに当事者を巻き込むというだけでなく，何か望ましい変化，たとえばサービスシステムの方針転換や，コミュニティの保健行動の変化などへ向けて当事者らを動かす効果がある。参加型アクションリサーチの本来の目的の一

つは，その研究に関連する人々の生活に直接的に影響を与え，向上させることである。この目的は，参加型アクションリサーチとその他の伝統的な形式による研究とを明らかに区別するものである。

⤳ 精神保健領域における参加型アクションリサーチの適用

参加型アクションリサーチの活用は，もともとは身体障害を有する人々が中心であった（Balzacar et al., 1998; Campbell, Copeland, & Tate, 1998）が，この動きは精神の障害を有する人々を含む形に発展してきている（Chamberlin & Rogers, 1990; Rogers & Palmer-Erbs, 1994）。他の集団への参加型アクションリサーチの適用にもあてはまることであるが，参加型アクションリサーチの理論的枠組みが精神疾患を有する人々に適用されることにより，その研究から最も得るものの大きい人々に，より適切な問いを発する機会をもたらした（Rogers & Palmer-Erbs, 1994）。このようなパートナーシップから築き上げられた成果は，精神障害を有する人々の生活に大きく実際的な変化を生じさせる助けとなるだろう。

精神障害を有する人々のための精神保健サービスの中で新たに注目される重要な点として，地域に根ざしたサービスの増加が挙げられる。程度の差はあれ，ほとんどの地域支援センターではコミュニティでの自立した生活に重点的に取り組んでおり，サービス利用者にそのための手段，スキルや資源を提供している。参加型アクションリサーチもまた，地域センターのミッションと同じく，自立という信条を重視している。参加型アクションリサーチは，サービス利用者の視点から見た伝統的実践の不十分な点を改善することで，「伝統的な」実践や地域に根ざしたプログラムを乗り越え発展していく。参加型アクションリサーチの手法は研究の範囲を広げ，妥当性を向上させる上で有利な手法である。同時に，サービス利用者が関与することで，利用者の満足度を向上させるような新しいアイディアや解決策を生み出すような斬新な考え方がもたらされる。

精神保健領域の研究では，精神疾患を有する人を伝統的に「患者」と定義づけてきたため，この領域においては研究専門職と研究参加者の間にさらに大きな隔たりがある傾向にある。このため，参加型アクションリサーチは，研究でも臨床でも意志決定から外されてきた精神保健サービスの利用者にとって特にふさわしいといえるかもしれない。精神疾患を有する本人たちの声を採り入れることによって，研究者たちは，これまで専門職者の間や科学文献では挙げられてこなかったような新しいアイディアや考え方に触れることができる。さらには，参加型アクションリサーチでは，サービス利用者にとって最も意義ある研究とは何かをわかっているのは彼ら自身であり，そのような研究に作り上げていくことができるのも彼ら自身であるということを支持し尊重するような対話の場がもたらされる。このような場では，サービス利用者は研究モデルに関する質問を投げかけることができ，さまざまな理論や手法に対する懸念を表明することができ，彼らの視点に合うような解決策を提案することができる。そして，参加型アクションリサーチでは，権力の分担，関係作り，そして社会変革に焦点をあて，「患者」対「専門職者」という伝統的役割を打ち破っていく。

　参加型アクションリサーチにより，精神障害に関する社会的差別や偏見を減少させる可能性も注目に値する側面の一つである。専門職者とサービス利用者である共同研究者が対等なパートナーとして研究計画，実施，情報の普及を行うことで，より大きなコミュニティに間接的によい影響をもたらすことが考えられる。特に興味深いのは，精神の障害を有する個人が，独特なあるいは変わった集団に属する人としてではなく，「専門職者」と対等で，有能なパートナーとして，見なされるようになるにつれ，社会の意識も変わり始めるのではないかということである。精神障害に付随することの多いスティグマや抑圧に挑み，是正することは，参加型アクションリサーチの有望な方向性の一つなのである。

　参加型アクションリサーチが，理にかなった手法として精神保健

領域の研究に登場したのは，セルフヘルプや相互援助の取り組みがどんどん知られるようになっていったのと時を同じくしている。セルフヘルプ・相互援助グループは「草の根」組織であり，精神障害を有する人々のために，精神障害を有する人々によって運営されている。ここでの主な焦点はサービス利用者が自分たちのニーズに対応していると感じられる形に精神保健サービスを変えていくことで社会変革を生み出すことである。このように，さまざまな意味で，参加型アクションリサーチはセルフヘルプ・相互援助グループの思想や哲学と合致しているのである。ネルソンら（Nelson et al, 1998）は，南アフリカでの障害者運動で使われた，セルフヘルプ・相互援助組織の志と魂のこめられた言葉，「私のことは，私抜きには決めさせない（Nothing about me, without me.）」をスローガンとして挙げている。セルフヘルプ・相互援助グループは，グループ構成員が毎日の生活の中で体験していることに根ざしており，政治活動や社会変革を中心にしているものもあれば，人との関係の中で支えとなるようなグループを作りあげようとしているものもある（Nelson et al, 1998）。セルフヘルプ・相互援助に関わっている人々の提言を取り込み，尊重することは，変化のための重要なアイディアや望ましい方向をより深く識別することにつながるだろう。セルフヘルプ・相互援助グループによって挙げられた問題や提言について，参加型アクションリサーチで「応用研究」をすることで，精神保健に関する法律に大きな変化を起こすための議論やロビー活動を強化することができるかもしれない。

精神保健領域における参加型アクションリサーチの課題

参加型アクションリサーチの直面する課題の一つは，専門職者たちから権力を最も剥奪されているサービス利用者たちが研究に参加しないということである。参加型アクションリサーチのプロジェクトを成功させるには，できる限り多くのサービス利用者を引き込む

必要がある。にもかかわらず，研究や地域の支援サービスは精神疾患を有する人を引きつけることができていない。たとえば，アンソニー，コーエン，ケナード（Anthony, Cohen, Kennard, 1990）は，コミュニティのシステムは「魅力がない，不適切である，屈辱的である」として精神障害を有する人の大多数はこれを利用しないことを選ぶと述べている。さらに，これらシステムに対する不参加は，精神疾患による制約や障害よりも，システムの不備に起因していると彼らは述べている。同様に，参加型アクションリサーチでも，こういった取り組みに研究者と一緒に参加しようとはしない人もいるだろう。参加型アクションリサーチのプロジェクトは参加を最大化するように計画されるべきであり，また，参加型アクションリサーチに携わる研究者は多様な視点を有する人々を引き込むよう努力するべきである。積極的なアウトリーチや柔軟性は，幅広い参加者を募るのに有用な方策となるだろう。研究を専門の職業としている人たちが努力して精神疾患を有する人々を代表するような人たちを多く引き込むことで研究も改善する。また，伝統的に排除されてきた人々を引き込む試みは研究に対してだけでなく，個人に対しても有効であると証明されるかもしれない。たとえば，研究に参加し，敬意を払われ，研究プロセスにおける価値あるメンバーとして認められることで，自分に力があるという感覚や，自己効力感や希望を感じる人も少なくないだろう。参加型アクションリサーチがこのような変化を促進するとすれば，それだけでも重要な意義を果たしているということになる。

　研究方法についてサービス利用者になじんでもらうことも，参加型アクションリサーチにおけるまた別の課題である。当事者である協力者は研究プロジェクトに関連するさまざまな問題や質問について，対処したり判断したりするよう求められるため，参加型アクションリサーチではサービス利用者に研究計画の基礎について学んでもらうことに重点的に取り組む必要がある。参加型アクションリサーチは，精神障害を有する人たちを「研究に従順な物体」であると

見なす伝統的な研究から逸脱したものであり（Balcazar et al, 1998），研究チームの新しいメンバーとなった彼らがその新しい役割に落ち着かない気分になる可能性もある。先に述べたとおり，参加型アクションリサーチは当事者が「知識を身につけ，高める」ことで，自分に力があるという感覚の向上をはかるものである（Nelson et al, 1998, p.886）。そして「知識」は，対等な感覚を保証するものとなる。このため，研究の「専門職者」は創造的な学びの環境，たとえば公式・非公式のワークショップの場などを提供しなければならない（Rogers & Palmer-Erbs, 1994）。第一の方策は，情報の概念化である。似たような方法で行われた研究の例を示し重要な点を解説するなどは，伝統的な講義形式で伝えることができる。第二の方策として，情報を自分の中に取り込むために，広範囲に及ぶ演習が必要になる。ここでは，それぞれの講義で提示された概念の概要や内容について示したマニュアルや実践も含まれるかもしれない。この結果，サービス利用者は代替となるような手法を生み出すことができ，全ての関係者が関わって問題を解決したり，考えたり，知識を獲得したりすることを後押しすることになる。

　参加型アクションリサーチを用いるにあたって，生じ得るこういった課題を認識しておくことは重要ではあるが，精神保健領域における研究でこのアプローチを用いることの利点は，困難をはるかに上回る。実のところ，困難のうちのいくつかは参加型アクションリサーチの独特の利点，つまり，現状を打破しようとする参加者主導の研究の力，を反映したものである。参加型アクションリサーチのプロジェクトに関わっているサービス利用者は，否定的な評価を恐れることなく考えを自由に表現する，ということが理想的である。本来，参加型アクションリサーチの手法は，サービス利用者が主張していくことができるように，現状のシステムに変化を引き起こす。ネルソンら（Nelson et al, 1998）が述べているように，「自身の現実を明確化することで意識が高まり，参加者達は専門家や支配的な考えに異議を唱え始め，エンパワーメントが促進される」。最も

実り多く意義深い変化は，現在の理論や実践とは意見の異なるサービス利用者達から生まれてくる。

参加型アクションリサーチとリカバリーの共通の理想

近年，深刻な精神疾患からのリカバリーは，現実的で重要なプロセスだという認識が高まってきている（Deegan, 1997）。リカバリーの意味に対する見方はきわめて多様であり，中にはとても個人的で主観的なものもある。いずれにせよ，重度の精神疾患からのリカバリーの概念を特徴づけるような，基本的なテーマがいくつかあり，それらは例えば自己定義，エンパワーメント，そしてプロセス志向のアプローチである（Deegan, 1997; Young & Ensing, 1999）。そして，参加型アクションリサーチとリカバリーで，いくつかの共通の理想を掲げていることは，明白である。

自己定義

精神障害を有する人々のリカバリーに関する議論の核をなす考え方として，自己定義（self-definition）がある。ディーガン（Deegan, 1997）は，歴史を通じて人々がいかに「精神病者」や「分裂病者」，その他の精神医学的なレッテルに分類され，過小評価され，価値をおとしめられてきたかを描写した。こういった呼称は，個人の人間性を奪い，人を精神医学的なレッテルで称するということで，暴虐的な呼称であるという認識が高まっている。さらに，これらのレッテルは，本人達から出てきた分類ではなく，概して精神保健システムや社会で作り上げられ，用いられてきた分類なのである。

とりわけ，リカバリーとは，個々人がどのように見られたいかを自分たち自身のために決めていくものである。呼ばれ方により,「患者」として見られるよりも「精神障害を有する人」「サービス利用者」「サバイバー」として見られるということを引き起こすかもしれない。そして，自分自身のことを，精神保健に関連した表現ではなく，

「学生」「母親」「ミュージシャン」といった表現で捉えるようになるかもしれない。積極的に自分を定義していくことで，伝統的に受け身である，従順であると見なされてきた人たちが自分自身の経験や他者との関係をコントロールする存在であるということがわかってくるであろう。これは，あまりに不均衡な力関係にあったサービス利用者と精神保健の専門職者や研究者との間の関係で特に言えることであろう。

　リカバリープロセスと同様，参加型アクションリサーチの成功は，精神障害を有する人たちの積極的な自己定義次第である。実際，参加型アクションリサーチの手法を用いる研究プロジェクトは，始めから，参加者主導の定義により作り上げられる。参加型アクションリサーチの研究者は，研究の対象となるコミュニティや個々人から生じた疑問を問いかけることから始める。伝統的な研究の理論枠組みにおいては研究上重要な点が何であるかは，研究者が判断するが，参加型アクションリサーチの手法では，人々の強み，ニーズ，そして疑問を彼ら自身のために定義づけることを目指す。研究プロジェクトの進行に伴い，精神障害を有する人として彼ら自身の見方による継続的な自己定義や理解を参加者達がしているかに研究者は関心を向ける。

エンパワーメント

　リカバリーと参加型アクションリサーチの理念の共通点の二つめは，エンパワーメントの概念である。参加型アクションリサーチの根本的な考え方は，研究を職業としている人と研究参加者はパワーと責任を共有する，というものである（Danley & Ellison, 1999）。このため，専門職者は，伝統的には彼らのものであった決定権の一部を放棄しなければならない。「専門職者」と「研究対象者」あるいは「患者」の間に伝統的に存在していた力関係の格差を取り去ることは，参加型アクションリサーチ，リカバリー，いずれにおいても不可欠である。

プロセスを重視する

　精神障害を有する人のリカバリーの概念について議論してきた人たちの多くは，リカバリーを，何か特定の到達点や目的というよりは，旅，またはプロセスであると表現している。つまり，リカバリーは進行中のプロセスあるいは変化，学びまたは癒しなのである。同様に，参加型アクションリサーチも，最終的な生産物と同じくらい，学びに付随するプロセスを重視する。この点で，参加型アクションリサーチは障害の「経験」に焦点を当てた質的研究などに結びつきやすい（Rogers & Palmer-Erbs, 1994）。

　加えて，参加型アクションリサーチはデータが分析されて研究報告書が書かれた時点では終わっていないことが多い。参加型アクションリサーチは，最終的にはコミュニティや政策に影響を与える進行中のプロセスであると見なされるのである。研究の当事者達は研究を職業としている人々と同様に，「変化をもたらすもの」として見なされ（Rogers & Palmer-Erbs, 1994），特定の研究プロジェクトだけへの関与を超えて，政策やプログラム，コミュニティに影響を与える領域まで関与を広げる。

参加型アクションリサーチの実践例
——技能訓練プロジェクト

　これまで参加型アクションリサーチで重視する考え方を強調してきたが，参加型アクションリサーチが実際のプロジェクトでどのように作用するのかを理解することも重要である。われわれはカンザス大学で，参加型アクションリサーチの価値観と手法を活用した研究プロジェクトを実施してきており，現在は，多施設における食料品などの買い物のスキルを向上させるための技能訓練の評価を実施している。われわれの研究プログラムでは，精神障害を有する人の参加を最大化すること，そして，研究を職業とする人々と当事者との間で権力や力の共有を進めようと努めている。参加型アクションリサーチは継続するものであり連続体としてわれわれは捉えて

おり，自分たちのこの仕事において参加型アクションリサーチを最大限に活かす方法をわれわれは常に考えている。精神障害を有する人々と行う参加型アクションリサーチの中でわれわれのものが最も良いものであると言うつもりはない。しかしながら，現段階では，精神障害に関係する研究領域の大多数は当事者の参加や意志決定とはまったく無関係に行われているとわれわれは思っている。そこで，われわれのプロジェクトにおける参加型アクションリサーチの効果を表すことで，精神障害に関係する研究領域において参加型アクションリサーチが有益で現実的な手法であることを解説したい。われわれのプロジェクトにおける最初の概念化，計画そして実施にいたるまで，そして，究極的にはその普及と変化の促進に至るまでのさまざまな段階において参加型アクションリサーチをどのように取り入れてきたかを示す。

プロジェクトの概念化 先に述べたように，参加型アクションリサーチの手法において重要な点は，初期の段階における研究仮説や研究計画，研究手法の概念を含む，プロジェクトの全ての局面への当事者の参加である。われわれの現在取り組んでいるプロジェクトは，先に行われた精神障害を有する人々の自立生活のスキルの調査（例えば，Hamera & Brown, 2000）に立脚している。精神障害を有する人々の生活スキルの中でどれが最も重点となるものかを究明するため，ハメラとブラウン（Hamera & Brown, 2000）は地域の心理社会的なサポートプログラムの利用者たちにインタビューをしたところ，食料品などの買い物が多くの人にとって特に難しいことがわかった。そこで，生活スキルに関する研究の出発点は，買い物のスキルとなった。サービス利用者たちは，具体的に注目すべきスキルとして，例えば日用雑貨や食料品などの低価格品の見つけ方を挙げた。研究参加者や当事者たちの関与を高め，フィードバックを引き出すためにパイロット研究の期間を通じてフォーカスグループが開催された。食料品などの買い物スキルのトレーニングプログラムの効果をはかる現在の研究は，これら，パイロット研究における参加

者の関与によって大きく形作られた。

プロジェクトの計画 プロジェクトの研究デザインを計画していくに当たってキーポイントとなる決定は，参加者である当事者の関与に基づいてなされた。パイロット研究の段階で研究参加者たちから引き出されたフィードバックに加え，現在行っているプロジェクトの計画と実施への参加に同意した人々による，大規模な関与を得ることとした。この，当事者の関与には，フレデリック・フレーゼ博士によるプロジェクトのコンサルタントとしての参加もあった。サービス利用者であり，精神保健サービスの提供者でもあるフレーゼ博士は，精神保健システムにおけるリカバリーとサービス利用者の関与について広く発言したり記述したりしてきていた（例えばFrese, 1998; Frese & Walker, 1997）。加えて，プロジェクトの中心となるスタッフには研究対象の場での精神保健サービスの利用者でもある人たちが数人いた。それぞれの場でのプロジェクトコーディネーターとして，これらの人々は他のプロジェクトスタッフと密接に協働し，この研究の方法の計画に関わった。

このプロジェクトの研究計画段階におけるサービス利用者／当事者の関与による作用の具体例としては，調査で使われた尺度の選定がある。当初の研究計画では，伝統的な尺度（例えば認知機能テスト，症状評価等）が含まれていたが，これらはわれわれの研究の参加者たちのストレングスや良い面を適切に把握できるものではなかった。ここでサービス利用者／当事者の関与により，精神科医療あるいは精神保健の研究は，あまりに障害に焦点を当てているものだということに気づかされ，例えばエンパワーメントや希望といった良い点，肯定的な側面を重視した評価尺度を含めるということが引き起こされた（Rogers, Chamberlin, Ellison, & Crean, 1997; Snyder et al, 1991）。われわれのプロジェクトは，よりリカバリー志向に合致したものとなった。

プロジェクトの実施 実際の研究プロセスを通じて，サービス利用者である各地のコーディネーターたちは，重要な関わりをし続け

る。彼らは参加者のリクルートを調整し，参加者へのインタビューをし，技能訓練を行う他のスタッフと共に責任を分かち合う。具体的な役割はそれぞれの場におけるサービス利用者コーディネーターのスキルや関心に応じて異なる。どのような形にせよ，このプロジェクトにおいて可能な限り全ての局面に研究チームのそれぞれのメンバーが関わっているということが重要であると考えた。研究チームのメンバーはそれぞれの選択で，それぞれの最大限の力での参加を推奨された。

分析，普及と変革　プロジェクトとデータ収集の完結に際して，このプロジェクトにおける早期の段階と同様，参加型アクションリサーチであるということがこのプロジェクトではきわめて重要であった。これまで，参加型アクションリサーチの「参加型」という部分について述べてきたが，「アクション」も同等に重要なのである。研究プロジェクトの段階全てにわたり，サービス利用者は，重要なプロジェクトスタッフである。このプロジェクトの結果が及ぼす社会的意義についての彼らからのフィードバックが，結果の分析と結果の普及をどのようにすべきか教えてくれる。結果についてのさらなるフィードバックを引き出すため，全てのプロジェクトスタッフと，それからさらなるサービス利用者／当事者を加えた一連の会議をわれわれは計画している。このグループで，この研究の結果を振り返り，結果を解釈し，今後の普及の取り組みやアクションプランについての提案を行う。普及の取り組みは，学術雑誌や学会といった学術界の経路だけでなく，政策関係者やサービス利用者の立場で考える人々への普及も含む。当事者／コンシューマー／支持者とパートナーでいることで，われわれは全ての人々に向けた発信を，より適切にできるようになっていることは確かである。

利点と課題　この文章はわれわれの研究で参加型アクションリサーチを用いる試みについて簡単な概要を述べているにすぎない。先に述べた方略は，自分たちの行おうとしていることに参加型アクションリサーチを取り入れる具体的なやり方を提示したものである。

これらの方略はいくつかの利点があると考える。第一に，リカバリーの哲学がますます採り入れられているコミュニティに根ざした支援モデルにわれわれの研究の主眼があるため，参加型アクションリサーチにおけるわれわれの研究の問いと，研究の対象となる場が合致していた。その結果，これらの実践の場との協働関係は生産的で協調的であった。また別の研究モデル（たとえば専門職者的な距離や「権力」を保つというような研究）であったならば，われわれが研究の場として選んだコミュニティにおけるサービス利用者やスタッフ，行政との距離は遠くなってしまったであろう。ますます多くの精神障害を有する人々が地域で生活したり，働いたり，サービスを利用している中，精神医学領域の研究もこれらコミュニティの場で研究を行うことが不可欠になる。コミュニティに根ざした研究を行うためには，その場の構成員である人たちの変化していく価値観と合致する方法で研究を行っていくことがより重要な責務となるだろう。

　われわれのプロジェクトにおいて参加型アクションリサーチを用いたことの二つめの利点は，より高いレベルでのアカウンタビリティを有していたことである。これまでの伝統的な資源，たとえば助成金の出資組織，大学の管理部門，学術雑誌の編集者といった相手だけでなく，われわれがパートナーとなったサービス利用者や，精神保健専門職者達に対してもわれわれは説明責任があった。例えば，チームメンバーとは，専門用語の使用は最小限にし，不必要な技術的用語も使わずにコミュニケーションを取るように努め，われわれの考えを明確にせざるを得なかった。結果として，われわれの方法や選択は，よりしっかりとしたものとなった。

　このアプローチを用いたことによる第三の利点は，意志決定のプロセスにサービス利用者や当事者が関与していたことにより，事業実施上の実際的な問題の解決にあたりやすくなったことが挙げられる。どのような研究プロジェクトでも，問題や課題は発生する。「よそ者」である研究者として，事業を実施する上での問題，例えばリ

クルートにおける問題，研究参加者の脱落，スケジュール上の，あるいは移動上の障害といったことに対する現実的な対処をするのは難しいことがある。しかし，われわれの研究では研究の対象となったシステムやコミュニティのメンバーを研究チームに含んでいたため，こういった問題に対する解決策を考えるのに適切な人材がおり，彼らは解決策を実践するにも，われわれよそ者より長けていた。

　そして最後に，参加型アクションリサーチを用いるアプローチの利点であり，個人的に最も実り多いと思われる利点として，多様な人材からなり，皆が協力して力を注ぐチームで共に働くことから生じる新たな熱意，熱狂である。われわれは，研究の科学的意義に興奮するだけではない。参加型アクションリサーチは，どのような研究手法よりも，人としての，個人的なことが最も興味深いものであるということを思い出させてくれるのである。研究のパートナーとなる人々と個人的な関係を築いていく途上で，われわれは自分たちの取り組んでいる仕事がとても意義があって，興味深くて楽しいものだと感じるようになる。一人ひとりのこの熱狂は，研究チームの熱狂に直結している。自分にとって大切であると思え，個人的に意義深いと思えるようなプロジェクトへの参加に，深い満足を覚えることがチームメンバー達から幾度も報告された。

　われわれはまた，このプロジェクトを通じて，参加型アクションリサーチが提示する課題もわかった。正直なところ，先に述べた利点というのは，時には，課題となり得るものである。参加型アクションリサーチの共通の課題としては，過去に限られた研究経験しかない（あるいはまったくない）チームメンバーと共に研究を行うことで，注がなければならない時間と資源の増大がある。この問題に対処するため，われわれは研究方法について話し合い，チームメンバーにインタビューの方法やその他，このプロジェクトに必要なスキルのトレーニングをするための数日間のセッションを行った。このプロセスは，時間はかかったものの，チームビルディングには最高の機会であったこともわかった。

参加型アクションリサーチを行う研究者には，研究プロセスに精神疾患を有する人を入れることが，あらゆることの解決策になるわけではないということも認識しておいてほしい。われわれが常に覚えておかなければならないこととして，研究参加者がチーム内にいたとしても，全ての人のさまざまな視点やニーズを適切に把握できる研究プロジェクトなどないということである。プロジェクトの中で，多様な意見や考えを取り入れようと努力することはできるが，どれほど努めても，全ての人のために発言できる人などいない，ということを認識しなければならない。このため，参加型アクションリサーチを行う研究者は自分たちの結論に対して現実的な限界を認識し，常に自ら気をつけていなければならない。

今後の方向性

　われわれの参加型アクションリサーチに関する経験をお伝えすることで，参加型アクションリサーチが，精神保健領域の研究において実行可能で有益なアプローチであると伝えられることを願っている。研究の手法としていまだ一般的ではないものの，さまざまな利害関係者，当事者達が，自分たちに敬意を払い，自分たちに力をもたらすような意義ある研究を求めるようになるにつれ，参加型アクションリサーチに対する評価は高まっているようである。研究に取り組む人々とサービス利用者とのパートナーシップにより，精神障害を有する人の実体験に基づいた事柄を反映した厳密な研究が生み出されるだろう。

　参加型アクションリサーチの活用について，いくつかの組織や研究者達が支持してはいるものの，一般的な実践となるためには，まだまだなされるべきことも多い。ここで参加型アクションリサーチの促進のための方略をいくつか提案したい。第一に，いくつかの助成機関が参加型アクションリサーチを支援してはいるが（例えば国立障害リハビリテーション研究所 National Institute on Disability and

Rehabilitation Research: NIDRR），もっと多くの研究機関がこれにならい，当事者の参加が含まれるような研究を積極的に支持する，あるいは研究の要件とするべきである。研究者が参加型アクションリサーチを認識し，それを使う動機付けとするのに効果的であることは確実である。第二に，大学院や他の研究者養成の場では参加型アクションリサーチを科学的方法としてとりあげるべきである。新しい世代の研究者達がトレーニングの途上で参加型アクションリサーチの利点に触れ，その方法を教えられれば，参加型アクションリサーチの人気は高まるだろう。

　しかし，これは，学術界にだけ責を負わせるものではない。われわれは，サービス利用者や，権利擁護団体，そして精神保健システムで，参加型アクションリサーチの採用（あるいは要求）が増加することを願う。研究教育機関や研究者達に対する彼らの積極的な関与により，個人や組織が，より適切で，力をもたらすような，そして敬意に満ちた研究プロジェクトを生み出し，究極的には社会変革を起こすことに貢献するであろう。

謝　辞

　参加型アクションリサーチに寄与するようなアイディアを与え，力を注いでくれた多くの方々と共に働くことができて幸運に思う。カンザス大学メディカルセンターの Tana Brown, PhD, OTR と Edna Hamera, PhD, ARNP の協力に大いに感謝している。われわれにさまざまな影響を与えてくれた Frederick Frese 博士のサポートとフィードバックに深く感謝する。そして最後に，われわれの研究チームのメンバーの Scott Hess, Amy Peterson, Laura Harper, Monica Welch, Joe Thorne, Kathy Campbell, Frank Findling, そして Jason Wollenberg, 皆さんの献身とパートナーシップに謝意を示したい。

　そして National Institute on Disability and Rehabilitation Research からの支援（課題番号＃ H133G000152）に感謝申し上げる。

文献 REFERENCES

Anthony, W.A., Cohen, M., & Kennard, W. (1990). Understanding the current facts and principles of mental health systems planning. American Psychologist, 45(11), 1249-1252.

Balcazar, B.E., Keys, C.B., Kaplan, D.L., & Suarez-Balcazar, Y. (1998). Participatory action research and people with disabilities: Principles and challenges. Canadian Journal of Rehabilitation, 12(2), 105-112.

Campbell, M., Copeland, B., & Tate, B. (1998). Taking the standpoint of people with disabilities in research: Experiences with participation. Canadian Journal of Rehabilitation, 12(2), 95-104.

Chamberlin, J., & Rogers, J. A. (1990). Planning a community-based mental health system. Perspective of service recipients. American Psychologist, 45(11), 1241-1244.

Danley, K. & Ellison, M. L. (1999). A Handbook for Participatory Action Researchers. (Available from the Center for Psychiatric Rehabilitation, Sargent College of Health and Rehabilitation Sciences, Boston University, 940 Commonwealth Avenue West, Boston, MA 02215).

Deegan, P.E. (1997) Recovery and empowerment for people with psychiatric disabilities. Social Work in Health Care, 25(3), 11-24.

Frese, F.J. (1997) The consumer-survivor movement, recovery, and consumer-professionals. Professional Psychology: Research and Practice, 28(3), 243-245.

Frese, F.J. & Davis, W.W. (1998) Advocacy, recovery, and the challenges of consumerism for schizophrenia. Psychiatric Clinics of North America, 21(1), 233-249.

Hamera, E. & Brown, C.E. (2000). Developing a context-based performance measure for persons with schizophrenia: The Test of Grocery Shopping Skills. American. Journal of Occupational Therapy Education, 54(1), 20-25.

Nelson, G., Ochocka, J., Griffin, K., & Lord, J. (1998). "Nothing about me, without me": Participatory action research with self-help/mutual aid organizations for psychiatric consumers/survivors. American Journal of Community Psychology, 26(6),881-912.

Rappaport, J. (1993). Narrative studies, personal stories, and identity transformation in the mutual help context. The Journal of Applied Behavioral Science, 29(2), 239-256.

Rogers, E.S., & Palmer-Erbs, V. (1994). Participatory action research: Implications for research and evaluation in psychiatric rehabilitation. Psychosocial Rehabilitation Journal, 18(2), 3-12.

Rogers, S.E., Chamberlin, J., Ellison, M.L. & Crean, T. (1997). A consumer-constructed scale to measure empowerment among users of mental health services. Psychiatric Services, 48(8), 1042-1047.

Snyder, C.R., Harris, C., Anderson, J. R., Holleran, S. A., Irving, L. M., Sigmon, S. T., Yoshinobu, L., Gibb, J., Langelle, C., & Harney, P. (1991). The will and the ways: Development and validation of an individual differences measure of hope. Journal of Personality and Social Psychology, 60, 570-585.

White, G.W., Nary, D.E., & Froehlich, A.K. (2001). Consumers as collaborators in research and action. Journal of Prevention &Intervention in the Community, 21, 15-34.

Whyte, W.F. (1997). Participatory Action Research. Thousand Oaks, CA: Sage Publications.

Young, S.L., & Ensing, D.S. (1999). Exploring recovery from the perspective of people with psychiatric disabilities. Psychiatric Rehabilitation, 22(3),219-231.

監訳者あとがき

　私のリカバリーを学ぶ旅は，2005年，カンザス大学のチャールズ・ラップ先生のところに「ストレングスモデル」の研修を受けに行った時から，方向性が決まったように思います。短い研修でしたが，どんな人であれ，リカバリーしたいと思った瞬間から，リカバリーは始まっていくのだと確信した旅でした。リカバリーを信じ，自分の望む人生を送るためには，心も体もそしてそれらを含む本人自身が元気であること，つまりウェルネスに焦点を当てねばならない。リカバリーとウェルネスに焦点を当てた支援を今後やっていきたいと思い日本に戻りました。
　その時に出会ったのが，この本にも出てくるWRAPです。研修後，日本での普及に取り掛かりました。WRAPは，私のリカバリーを学ぶ旅を，最も彩るものとなりました。日本でWRAPを実践することで，圧倒される体験の中でも，自分を労わり元気になりながら，また新たにチャレンジをする人たちと共に時間を過ごすことが増えました。自分を認め信じる力，他者とのつながり，社会での役割の重要性を改めて感じています。孤独の中で病いは治らない。そして，自分の主導権を取り戻すという感覚の重要性を，希望と共に，元気になっていく人たちから教えてもらいました。

　リカバリーは，困難な中にあっても，自分を見つけ出そうと試みた本人たちの語りから生まれたものです。彼らの語りは，人の心をも動かします。特にパトリシア・ディーガンの語りは，私の中でイ

ンパクトが大きかったのです。それでぜひ彼女のリカバリーストーリーを日本でもご紹介したかった，それが本書を翻訳をすることになった大きな理由の一つでもあります。この本の第1部「リカバリーストーリー」には，ディーガン以外にも，困難な中でもあきらめず，病をひとつのきっかけにして，ご自身の人生を切り盛りしていくリカバリーが語られています。その語りは，リカバリーが精神科の病気をした人々の，自分を取り戻す権利擁護の運動のようにも思えます。

　彼らの声に耳を傾ける支援者でありたいと願う時，これまでの自分たちの支援の視座をもう一度立ち止まって見直すこともあってもいいのかもしれません。私にとってリカバリーを知ることは，違う立ち位置にいる異なる視点と経験を持つ人たちと共に学びあうことであり，自分の立ち位置から見えなかったものがみえることでした。そして，囚われからより自由になり，クリエイティブになることでした。もっと広い視野を持つことで可能性が広がるのではないか，そう思いながらリカバリーを学ぶ旅を続ける途中で，この本に出会いました。

　この本は，2001年にアメリカの作業療法士であるカタナ・ブラウン教授がまとめたものです。アメリカの地域精神保健領域で，本格的にリカバリーに基づく支援が展開され形が見えてきた頃のものです。リカバリーの支援を展開するために，従来の見方，介入方法を見直し，実際に展開していく試行錯誤の試みを，どの章からも学ぶことができます。この本自体は作業療法士の先生のために書かれたもののようですが，作業療法士でない私にも示唆に富んだ本でした。今，日本で，この過渡期において，何を考え，何を学び，実践していけばよいのか。新たな発見，学びが得られるように思います。ですから作業療法士だけでなく，それぞれの望む人生を応援していきたい，そのためのアクションを起こしたいと願っている人々のお役にたてるのではないかと期待しています。それも，私にとっては

リカバリーを擁護する取り組みになるのだと信じています。

　また，この本に登場する方法論などで，日本に紹介されているのはWRAPだけではありません。ヒアリング・ヴォイシズの活動も日本で展開されていますし，感覚統合も小児の発達障害分野で用いられているようです。大人の感覚処理がいかに役立つかはまた，この本の随所に登場します。今後，日本の精神科リハビリテーションでの活用も期待したいところです。

　最後に翻訳をしてくださった皆様，編集の高島さんに深謝申し上げます。私にとって監訳など大それたことでした。WRAPをやっていると人の新しいチャレンジに立ち会うことが多くなります。その影響か，ついつい自分自身までも思いもよらないチャレンジをしてしまいました。そのような時に心強いサポーターとして，訳者の皆さまが翻訳を快く引き受けてくださいました。一人の力で成し得ない事も，多くの方のご協力で実現できることを実感しています。ありがとうございます。

　可能性の扉の開く音に耳を澄ませながら，どんな状況にあっても，誰もが満足のいく人生を送る喜びを味わうことができますように。そう祈りながら，あとがきを終えたいと思います。

　　　　　　　　　　　　　　　　　　　　　　2012年2月
　　　　　　　　　　　　　　　　　　　　　　坂本明子

索 引
REFFERENCE

人 名

H.D.（ヒルダ・ドゥーリトル：Doolittle H）
.... 109-111

アーサー・クラインマン（Kleinman A）
.... 093-095, 104

アーサー・W・フランク（Frank AW）... 029

ヴォーン・カー（Carr V） 031

エミール・クレペリン（Kraepelin E） 019

ケイ・R・ジャミソン（Jamison KR） 108

サリー・クレイ（Clay S） 098, 099, 117

ジェイ・ノイゲボレン（Neugeboren J）. 098

ジョン・モドロウ（Modrow J） 098, 099, 107

チャールズ・ラップ（Rapp C） 082

パトリシア・E・ディーガン（Deegan PE）
.... 099, 214

フレデリック・フレーゼ（Frese F） 097, 107, 169, 218

ジグムント・フロイト（Freud S） 100, 109, 110

マーク・ヴォネガット（Vonnegut M） 107, 108, 109

メアリー・モラー（Moller M） 083

事 項

あ

アフリカ系アメリカ人における誤診....... 100

アメリカ障害者法.................... 027, 049, 073

怒り 019, 020, 189, 197

ウェルネス 034, 035, 051, 055, 057, 060, 062, 064, 082, 137, 139, 140, 142, 150, 154, 158, 159, 172, 175

『エデン特急』.. 107

エンパワーメント 041, 056, 057, 144, 150, 154, 155, 158, 162, 163, 172, 176, 204, 206, 207, 213-215, 218

オサワトミ州立病院................................. 060

『落ちつかない心』....................................... 108

か

介入 096, 097, 119, 128, 130, 131, 137, 140, 142-147, 149-152, 156-158, 160, 162, 163, 170-172

介入計画 148-152, 155, 156, 160

解放主義者的アプローチ
.... 117, 126, 127, 129, 130, 131

感覚処理モデル（ダン Dunn の）
.... 161, 164

カンザス精神保健改正法........................041

カンザス大学社会福祉学部...........058, 081

カンザス大学メディカルセンター
.... 138, 160, 206, 223

管理者的アプローチ.......117, 122, 123, 124, 126, 127, 130, 131

希望................... 013, 015, 018, 020, 029, 032, 034, 035, 038, 053, 055-057, 062, 077, 078, 082, 085, 101, 113, 126, 139, 144, 148, 186, 201, 212, 218

信じうる──................055, 053, 061
「──の旅」................................056
『狂気の鏡』.................................093
『狂気の誘惑』.............................107
クライシスプラン 174, 177, 190, 191, 193, 198, 200, 203
元気の道具箱................................184
国際精神疾患からのリカバリーフォーラム................098
コロラド州立大学...................072, 073

さ

再評価..................144, 152, 156, 162
作業（Occupation）...................120
参加型アクションリサーチ
................................206-217, 219-223
自己定義................206, 214, 215
守秘義務................................048, 082
紹介....101, 141-147, 153-155, 158, 174, 205, 206
ジョンソン郡精神保健センター............046
神経学的閾値................160, 163-165
心理教育...095, 117-119, 121-124, 126, 128-132
スクリーニング
........092, 145-147, 149, 150, 153, 155
スティグマ.......026, 028, 056, 059, 062, 096, 139, 210
ストレングスモデル 064, 082
スピリチャリティ
...............015, 017, 023, 024, 075, 182
生活技能訓練................................119
政治活動.......................................211
精神疾患の診断...........054, 104, 139
精神病................014, 016, 024, 025, 035, 038, 045, 062, 069, 080, 082-085, 090, 092, 103, 107, 113, 214
成人用感覚プロファイル
........................148, 160, 161, 166, 167

精神療法................................023, 025
セルフヘルプ
........013, 023, 025, 059, 175, 179, 211

た

注意サイン
........174, 177, 185-187, 199, 201, 203
治療者的アプローチ
........................117, 124-127, 130, 131
停止／変更..................................153
当事者運動........................041, 056
当事者諮問委員会...................059, 060
当事者問題・発展局...................059
ドロップ・イン・センター 041, 042, 044
スペクトラム──...................................041

な

日常管理リスト 180, 181, 189
人間性心理学...........................125
人間性を奪うこと 018

は

ピアカウンセリング
................179, 182, 185, 187, 189, 196
ピアサポート 140
ピアスタッフ
.....034-036, 045, 047, 048, 050-054, 057, 059, 061, 063, 064, 081, 082
ヒアリング・ヴォイシズ・ネットワーク
....111, 112
引き金.......057, 083, 174, 176, 177, 183, 184, 199, 203
批判的意識...........................128, 129
評価...129, 143, 144-149, 150, 152, 155, 160, 161, 162, 166, 167, 216, 218, 222
復元の語り...........................029, 030
『フロイトにささぐ』...................109
変化の語り...................................030

や

薬物療法..........025, 085, 096, 103, 106, 113

夢 015, 018, 020-022, 029, 036, 037, 041, 061, 062, 077, 139, 148

ら

リカバリー

　　──の希望の根拠 032

　　──プロセス

　　　　................ 143, 151, 152, 155, 162, 215

　　過程としての── 013, 014

　　発見としての── 030, 064, 085

レベルⅡ研修 076, 138, 158

わ

ワイアンドット精神保健センター

　　　　..... 035, 038, 046, 056, 060, 080, 082

アルファベット・数字

DSM 018, 033, 096, 102, 115

S.I.D.E. 社 034, 035, 057

VISTA 044

WRAP（元気回復行動プラン） 057, 064, 083, 174-176, 178, 179, 183, 199, 200, 202, 204, 205

三つの R プログラム 057, 083

監訳者

坂本明子［さかもと・あきこ］［監訳，第1章，第5章，第8章］
　久留米大学文学部社会福祉学科講師／NPO法人WRAP研究会理事（精神保健福祉士・コープランドセンター認定アドバンスレベルWRAPファシリテーター）

訳者（五十音順）

秋山裕海［あきやま・ひろみ］［第2章］
　NPO法人地域精神保健福祉機構

小林園子［こばやし・そのこ］［第5章，第3章］
　NPO法人NECSTクラブハウスForUs（作業療法士・社会福祉士）

高村なをみ［たかむら・なをみ］［第3章］
　翻訳家

原口健三［はらぐち・けんぞう］［第6章，第7章］
　国際医療福祉大学福岡保健医療学部作業療法学科教授（作業療法士）

平野光二郎［ひらの・こうじろう］［第1章］
　NPO法人WRAP研究会（WRAPファシリテーター）

藤田英美［ふじた・えみ］［第4章］
　横浜市立大学付属病院神経科心理室（臨床心理士）

宮本有紀［みやもと・ゆき］［第9章］
　東京大学大学院医学系研究科精神看護学分野講師（看護師）

リカバリー　希望をもたらすエンパワーメントモデル

2012年6月30日　発行
2019年7月20日　第3刷

編者　カタナ・ブラウン
発行者　立石正信
監訳者　坂本明子
発行　株式会社 金剛出版
112-0005
東京都文京区水道1-5-16
電話 03-3815-6661
振替 00120-6-34848

カバー装画　加藤健介
装釘　臼井新太郎
印刷　平河工業社／製本　誠製本

ISBN 978-4-7724-1255-1　C 3047　Printed in Japan © 2012

好評既刊

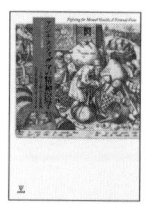

ノーマン・サルトリウス [著] ／日本若手精神科医の会 (JYPO) [訳]

アンチスティグマの精神医学——メンタルヘルスへの挑戦

A5判上製　本体4,600円＋税

「アンチスティグマ（偏見）」を標榜する当代きっての碩学ノーマン・サルトリウスの画期的な名著待望の邦訳！　精神疾患への偏見を打ち破るための新しい精神科医療のパラダイム。

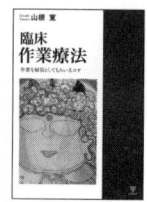

山根　寛 [著]

臨床 作業療法——作業を療法としてもちいるコツ

四六判上製　本体2,800円＋税

作業療法とは，障害があってもその人にふさわしい生活を送るために必要な作業行為ができるよう手を添えることである。第一人者による臨床の覚え書き。

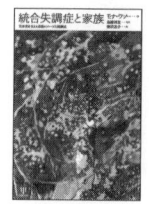

モナ・ワソー [著] ／高橋祥友 [監修] ／柳沢圭子 [訳]

統合失調症と家族——当事者を支える家族のニーズと援助法

四六判上製　本体2,800円＋税

あなたの大切な人や家族が，精神の病になったら？　本書には，当事者や家族と治療者のための対応と援助のヒントが数多く紹介されています。

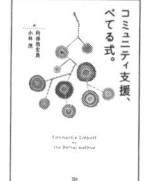

向谷地生良・小林　茂 [編著]

コミュニティ支援、べてる式。

四六判上製　本体2,600円＋税

医療中心主義を転覆させた「べてるの地域主義」が実現した希望へと降りてゆく共生の技法と，当事者・支援者・町民総出の「地域まるごと当事者研究」！

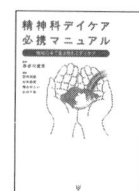

長谷川直実 [監修]

精神科デイケア必携マニュアル——地域の中で生き残れるデイケア

B5判並製　本体2,800円＋税

症状への専門治療と生活サポートを掲げる地域密着系・都市型デイケア「ほっとステーション」＠札幌のサバイバルを賭けた10年の軌跡!!

株式会社 金剛出版

112-0005 東京都文京区水道 1-5-16　電話 03-3815-6661　http://kongoshuppan.co.jp